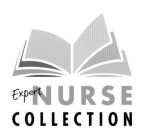

Expert
NURSE
COLLECTION

アセスメントができる
検査値の
読み方

編著
山田俊幸

照林社

序　文

　検査結果を評価し、治療に反映させるのはもちろん医師の業務ですが、各種認定看護師制度、特定行為研修制度の普及にみられるように、看護師もある程度検査結果をアセスメントして、ケアに利用する場面が増えつつあります。現在のところ検体検査においては、救急・集中管理、糖尿病、感染症、がん化学療法にかかわる検査に力点が置かれていますが、一般的な臨床検査でもその概略を理解し、患者説明やケアに活かすことが望ましいことは言うまでもありません。

　本書Part 1「異常な検査値の読み方」では、遭遇する機会の多い急性期の病態を想定し、それぞれにおいてよく利用される基本的な検査の値が、どのようなメカニズムで異常を示すのかを学んでいただくことを意図しました。臨床検査の分野ではよくある学習スタイルですが、看護の教本・解説書にはあまりみない取り上げ方ではないでしょうか。診療の現場では、例えば低アルブミン＝低栄養、ネフローゼ、などと直線的に連想しますが、学習においてはアルブミンがどういうもので、どのように血中に出てきてなくなるのか、その概略だけでも理解しておくと診療現場でも応用の幅が広がるでしょう。

　Part 2では、「高齢者の検査値の読み方」として、医療施設で実際にケアすることの多い高齢者を対象とし、よくみられる病態を通して、高齢者独特の検査値の読み方を学んでいただくことを意図しました。臨床検査の教本・解説書の多くは、成人患者を対象としたものになっており、例えば検査値の基準範囲は18歳くらいから65歳くらいに適用されるものになっています。実は、高齢者の基準範囲には確固たる見解があるわけではなく、この検査は高齢者でやや低めになる、あるいは高めになる、程度の理解になっているのが現状です。ただし、ある一点の検査値の評価はそうなのですが、検査値の動きという面では若年者とは違う傾向があることは確かで、そのあたりを学習していただき、高齢者のケアに活かしていただけたら幸いです。

2023年2月

自治医科大学 臨床検査医学講座 教授

山田俊幸

CONTENTS

PART 1 異常な検査値の読み方

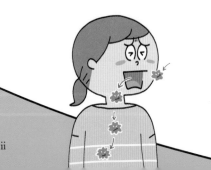

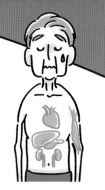

PART 2 高齢者の検査値の読み方

装丁・本文デザイン：山崎平太(ヘイタデザイン)
カバーイラスト：pai
本文イラスト：とげとげ。、いしかわひろこ、今﨑和広
本文DTP：明昌堂

執筆者一覧 (敬称略)

編集・執筆

山田俊幸 　自治医科大学 臨床検査医学講座 教授

執筆者（掲載順）

茂呂　寛 　新潟大学医歯学総合病院 感染管理部 准教授

猪又孝元 　新潟大学大学院医歯学総合研究科 循環器内科学 主任教授

石田弘毅 　北里大学北里研究所病院 循環器内科 医長

亀田　徹 　済生会宇都宮病院 超音波診断科 主任診療科長
　　　　　 自治医科大学 臨床検査医学講座 非常勤講師

窓岩清治 　東京都済生会中央病院 臨床検査医学科 部長

三宅一徳 　順天堂大学 医療科学部 臨床検査学科 教授

岩津好隆 　自治医科大学 分子病態治療研究センター 抗加齢医学研究部 准教授

横崎典哉 　広島大学病院 検査部 部長

有賀　祐 　国立がん研究センター中央病院 臨床検査科

松下弘道 　慶應義塾大学医学部 臨床検査医学 教授

水品佳子 　自治医科大学 内科学講座呼吸器内科学部門 講師

大林光念 　熊本大学大学院 生命科学研究部 構造機能解析学 教授

吉田　博 　東京慈恵会医科大学 臨床検査医学講座 教授
　　　　　 東京慈恵会医科大学附属柏病院 病院長
　　　　　 東京慈恵会医科大学大学院 代謝栄養内科学 教授

佐藤尚武 　順天堂大学医学部 臨床検査医学講座 非常勤講師

渡邊　凱 　福島県立医科大学 腎臓・高血圧内科

異常な検査値の読み方

検査値の変化と疾患・病態の関連をふまえた
検査値の読み方を解説します。
知っておくと、日々のアセスメントや報告がぐっと変わるでしょう。

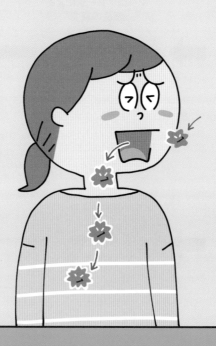

① 感染症で、CRPとWBCが上がるのはなぜ?

| 茂呂　寛 |

検査データの基礎知識
● CRPはC反応性タンパク。炎症時に産生されるタンパク質の一種
● WBCは白血球。生体の防御機構に関与する免疫細胞の一種

共用基準範囲[1]　【CRP】0.00〜0.14mg/dL　【WBC】3.3〜8.6×10³/μL

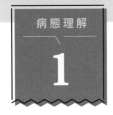

病態理解 **1**

だから検査値が変化する!
感染で起こっていること

図 感染においてCRPとWBCが上がるしくみ

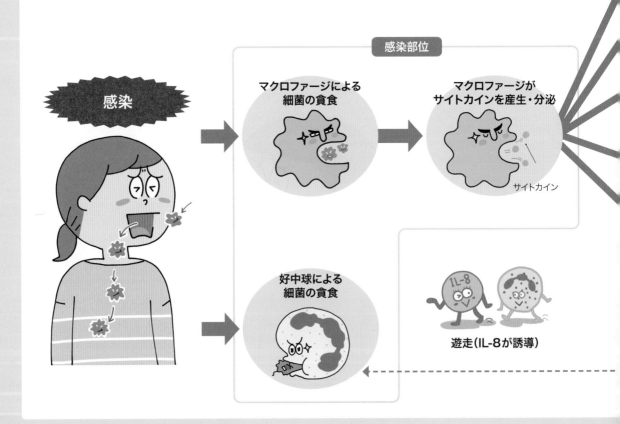

感染部位

感染

マクロファージによる
細菌の貪食

マクロファージが
サイトカインを産生・分泌

サイトカイン

好中球による
細菌の貪食

遊走(IL-8が誘導)

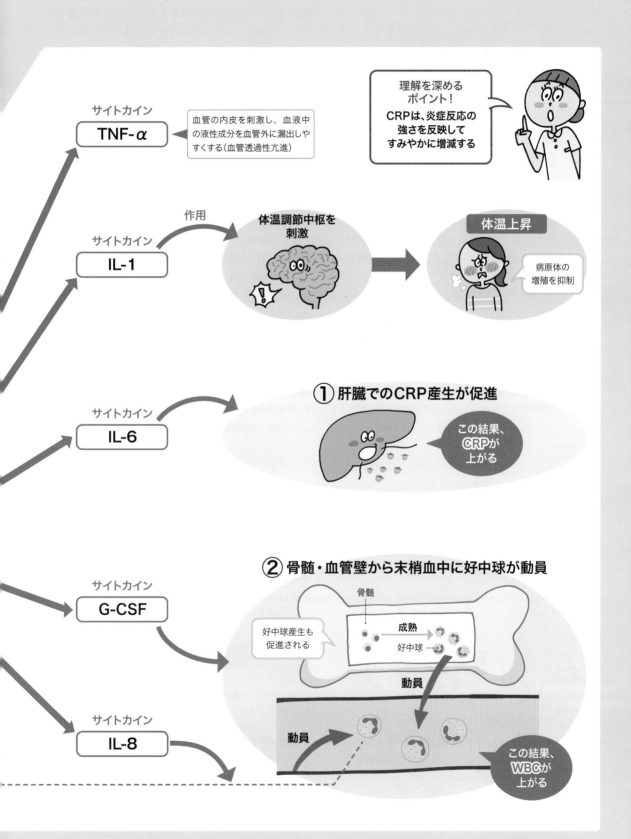

感染症の病態を評価する際は、末梢血のC反応性タンパク（CRP）と白血球（WBC）数が重要な検査項目です。

なぜ感染症において、CRPやWBCが上昇するのでしょうか。その理由は、これらの検査項目が感染に対する生体側の防御反応、すなわち**炎症反応を反映**していることによります。

感染が起きると、CRPが肝臓で産生される

1）まず、マクロファージにより種々のサイトカインが産生される

感染症の発症にあたり、病原体が生体内に侵入・定着し、さらに増殖を開始すると、宿主側の防御の最前線として、その部位を見張っていた大食細胞（**マクロファージ**）が病原体を細胞内に取り込み（**貪食作用**）、殺菌します。その結果、マクロファージは活性化されて、種々の生理活性をもつサイトカインを産生・分泌します。

サイトカインは何らかの刺激に応答して各種細胞から産生される小分子のタンパク質で、周囲の細胞に信号を伝え、さまざまな反応を引き起こします。感染症の際に出現する炎症性のサイトカインとしては、腫瘍壊死因子（TNF-α）、IL-1、IL-6、好中球の遊走因子であるIL-8、造血因子である**G-CSF**（granulocyte colony stimulating factor：顆粒球コロニー刺激因子）が重要で、マクロファージのほかに、**血管内皮細胞や線維芽細胞からも産生されます**。

2）IL-6がCRPの産生を促進する

これらのサイトカインのなかで、TNF-α、IL-1、IL-6の3つは内因性発熱物質と呼ばれ、多彩な機能をもっています。TNF-αは血管を拡張させ、またその透過性を促し、血液中に含まれる液性成分や、感染の制御に必要な細胞やタンパク質が感染局所に集まりやすくなるように作用します。ちなみに**敗血症**の際には、全身でこのような反応が起きるため、血漿やタンパク質が血管外に漏出して**循環血漿量が減少**し、引き続いて**ショック**が起きる原因となります。IL-1は内因性発熱物質として血流に乗って脳の視床下部に作用すると、体温の上昇を引き起こします。発熱は患者さんにとってつらい症状ですが、病原体の発育に適した温度から体温をずらすはたらきがあり、生体側の防御能の1つとみることもできます。

また、**IL-6は肝細胞に作用し、CRPの産生を促します**（図 **感染においてCRPとWBCが上がるしくみ** -①）。

CRPの名称は、肺炎球菌の成分であるC-ポリサッカライドに反応して増えるタンパク質として発見された経緯に由来しています。CRP自体は直接的な殺菌作用をもつわけではありませんが、細菌や真菌の表面にあるホスホリルコリンという構造に結合して、**好中球やマクロファージなどの食細胞による病原体の貪食作用を補助**する（オプソニン作用、図1-①）とともに、**補体を活性化する**（図1-②）という2つの機能をもっています。補体は細胞外にある一連のタンパク質で、活性化されると連鎖反応を経て最終的に病原体の細胞膜に穴を空けて病原体を破壊することができます。

図1 C反応性タンパク（CRP）の作用

① オプソニン作用

● 好中球やマクロファージなどの食細胞による病原体の貪食作用を補助

② 補体の活性化

● 補体の活性化により、病原体の細胞膜に穴を空け、病原体を破壊

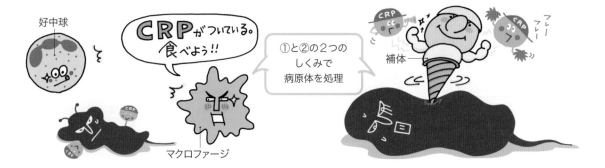

好中球

CRPがついている。食べよう!!

①と②の2つのしくみで病原体を処理

マクロファージ

補体

フレーフレー

このようにCRPは、オプソニン作用と補体の活性化という2つの機能をもって、間接的に病原体の処理に役立っています。感染症において、IL-6を介して産生が調節されるタンパク質はCRPだけではありませんが、CRPは感染症の経過中に、**炎症反応の強さを反映してすみやかに増減する性質**をもつことから、炎症反応の指標としてすぐれた適性をもち、検査項目として頻用されています。

感染時、WBCの一種である好中球が末梢血中に動員

1)好中球は食細胞として、直接殺菌に関与する

WBCには、「好中球」「好酸球」「好塩基球」、さらに「リンパ球」「単球」と5種類の成分が含まれており、それぞれが異なる役割をもっています。

そのなかでも、感染症の領域では特に**好中球**が重要で、**食細胞として直接的に殺菌にかかわり**、細菌感染および真菌感染の制御にあたり中心的な役割を果たします。

好中球は骨髄内で産生され、分化・成熟を経て一部が末梢血に出現します。ただ、末梢血中を循環する好中球がすべてではなく、大部分が骨髄内にとどまり、また末梢血中の好中球の一部は、血管の内壁に緩く結合する形でいざというときに備えて貯蔵されています。

2)IL-8やG-CSFが、感染時の好中球増加に関与する

いざ感染が起きると、造血因子G-CSFのはたらきによって骨髄や血管壁に貯蔵されていた好中球が末梢血中にすみやかに動員され、また骨髄における好中球の産生が促され、結果として末梢血中の好中球が増加します(図 **感染においてCRPとWBCが上がるしくみ** -②)。

さらにIL-8は、より濃度が高い方向へ好中球を遊走させ、感染部位に誘導するはたらきをもっています。こうした機能をもつサイトカインを、特に**ケモカイン**と呼んでいます。

このように、CRPとWBCは感染症に対する宿主の防御反応において、感染症の制御に向けて必要に迫られて増加しており、その末梢血中の変動を、私たちが炎症反応の指標として活用させてもらっていることになります。

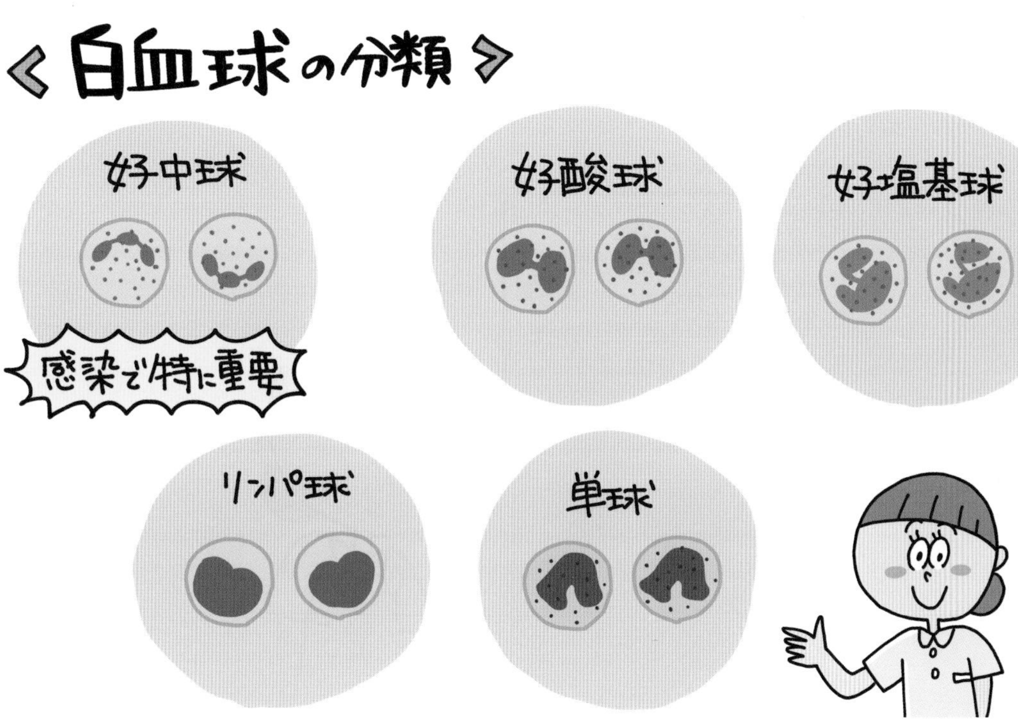

《 白血球の分類 》

好中球

好酸球

好塩基球

感染で特に重要

リンパ球

単球

ほかにこの検査値などを確認!

図 感染のとき、確認したい検査値

● プロカルシトニン↑
● プレセプシン↑

近年注目
されている
検査値

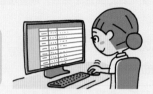

プロカルシトニンと
プレセプシンの変化に着目

　CRP、WBC以外の感染症の指標として、最近は急性感染症、特に敗血症の指標としてプロカルシトニン（PCT）とプレセプシンの2つが活用される機会が増えてきています。

1) プロカルシトニンは、CRPよりすみやかに上昇する

　プロカルシトニンは、甲状腺から産生されるカルシウム調節ホルモンであるカルシトニンの前駆体ですが、重症細菌感染症の際には全身の細胞で産生され、血液中で著明な上昇を示すことがわかりました。プロカルシトニンの値は感染症の発症を受けてCRPよりすみやかに上昇し、また、病勢を良好に反映するため、プロカルシトニン値に基づいて、抗菌薬の開始や終了を判断することにより、抗菌薬の適正な使用に結びつけられるのではないかと期待されています。

2) プレセプシンは、敗血症が重症であるほど上昇する

　プレセプシンはマクロファージや好中球がもつCD14というタンパク質の断片で、マクロファージや好中球が細菌を貪食する際に発生すると考えられています。

　プロカルシトニンより後に登場しましたが、敗血症の重症度とよく相関し（重症であるほど上昇する）、細菌感染症以外の原因（外傷や熱傷、手術などの侵襲）による影響をほとんど受けないことから、細菌感染症に特異性の高いマーカーとして注目されています。

WBCと
CRPだけでなく、
感染巣はどこか、
原因微生物は何かを
意識しよう

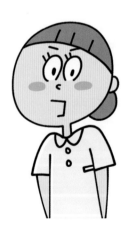

ここが危ない！ 3 その他、どんなことに注意が必要？

図 感染の際に注意したいこと

図 感染の際に注意したいこと

1 病原菌によって、リンパ球や好酸球など、増えるWBCが異なる

WBCの成分もみる

2 塗沫検査や培養検査を実施

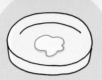

CRPと好中球は、表1、2でも増える

3 患者の意識状態や、その他の検査所見を総合的に判断

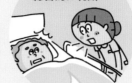

CRPとWBCでは、病原体の情報を得られない

4 患者の防御能

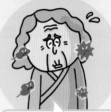

WBCが減っていると、感染症が悪化しやすい

リンパ球や好酸球など、どの成分が多いかにも着目

WBCのうち好中球以外では、**急性ウイルス感染症ではリンパ球が増加し、アレルギーや寄生虫感染では好酸球が増加する**など、白血球の成分ごとに増加する疾患が異なっています。

この点を含め、WBC数を評価する際には全体の数だけでなく、そのなかに占める**各成分の比率**にも着目する必要があります（図 感染の際に注意したいこと -**1**）。

細菌学的検査で原因微生物の特定を進める

CRPとWBC（特に好中球）は炎症反応を反映しますが、あくまでも宿主（患者さん）側の状態を示したものであり、病原体側の情報を得ることはできません。

抗微生物薬の適正な使用のためにも、**細菌学的検査（塗沫検査や培養検査など）を活用**し、原因微生物の特定を進める姿勢が求められます（図 感染の際に注意したいこと -**2**）。

患者さんの意識レベルや検査値以外の所見にも注意

CRPと好中球が増える原因は必ずしも感染症とは限らず、表1、2のような場合にも注意が必要です。

このため、感染症かどうかの鑑別や、また経過中に

表1 CRPが増える主な原因

- 感染症（特に細菌感染症）
- 自己免疫疾患
- 悪性疾患
- 心筋梗塞
- 外傷、骨折、外科手術　など

表2 好中球が増える主な原因

- 急性感染症
- 感染症以外の炎症性疾患（自己免疫疾患など）
- 骨髄増殖性疾患
- G-CSF、ステロイド、エピネフリン（アドレナリン）など薬剤の使用
- その他
  - ▶ 尿毒症
  - ▶ 急性心筋梗塞
  - ▶ 手術
  - ▶ 熱傷
  - ▶ 喫煙
  - ▶ 精神的ストレス　など

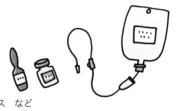

病状を正確に評価するうえで、CRPとWBCの増減のみ参考にするのではなく、意識レベルや聴診所見、画像所見、臓器障害の程度などの情報を収集し、総合的に判断する必要があります（図 感染の際に注意したいこと -**3**）。

WBCから患者の防御能を考慮

　WBCは宿主側の感染防御にあたり重要な役割を担うことから、宿主側の防御能を示す指標となります。

　抗がん剤の使用などで、WBCが著しく減っている場合は感染症が発症しやすく、またひとたび感染症を発症した場合は急激に悪化する恐れがあるため、注意が必要です。さらに、こうした背景では病原性が低いカンジダやアスペルギルスなどが原因微生物となる、日和見感染症の可能性に留意する必要があります（図 感染の際に注意したいこと -**4**）。

〈引用文献〉
1.日本臨床検査医学会ガイドライン作成委員会編：臨床検査のガイドライン JSLM2021 検査値アプローチ／症候／疾患. 日本臨床検査医学会, 東京, 2021.
〈参考文献〉
1.河合忠, 屋形稔, 伊藤喜久編：異常値の出るメカニズム 第5版. 医学書院, 東京, 2008：92-98, 432-436.
2.菊地利明, 茂呂寛：実地医家のためのバイオマーカーの最新知識 No.13. 感染症のバイオマーカー. 日本医師会雑誌 2018；147（9）：1838-1839.
3.Akira S, Dinauer M, Lanier L, et al.：PARTⅠ An introduction to immunobiology and innate immunity. Chapter3 The induced response of innate immunity. In: Murphy K, Weaver C：Janeway's Immunobiology, 9th ed. Garland Science, New York, 2017：77-137.

コラム
Column　病原体特定のための検査

　本稿では、感染症でCRPとWBCが上昇する理由について述べましたが、その先の段階として、感染症の診療においては、原因となる病原微生物の推定、特定がきわめて重要な意味をもっています。まず、患者さんの訴えや理学所見、画像検査などを参考に感染部位を特定できれば、そこに感染症を起こしやすい病原体を絞り込むことが可能となります。具体的な病原体の特定に向けては、その感染部位から検査の材料（喀痰、尿、血液など）を採取し、菌を染色して顕微鏡で直接確認したり（塗沫検査）、菌に栄養を与えて十分に増やしてから種類を特定する（培養検査）ことが一般的です。さらには、さまざまな抗菌薬が検出された菌の増殖をどの程度抑えられるか（薬剤感受性検査）を調べることによって、原因菌に対して有効な抗菌薬を絞り込むことが可能です。これらの情報により、原因菌以外の菌種を攻撃しないような、より狭い範囲の菌種に有効な抗菌薬を選択可能となります。特に近年は、薬剤耐性菌の蔓延を背景に抗菌薬の適正な使用が重視されており、こうした原因微生物の推定および特定と、それに基づく抗菌薬の選択は、臨床の現場で重要な課題となっています。このように、CRPやWBCの変動だけでなく、その原因が感染症かどうか、感染症であれば原因微生物が何であるか適切な対応のためにも、常に意識する必要があります。

（茂呂　寛）

② 炎症で、Albが下がるのはなぜ？

| 山田俊幸 |

> **検査データの基礎知識** ▶
> ● Alb（アルブミン）は肝臓で合成されるタンパク質
> 共用基準範囲[1] 【Alb】4.1〜5.1g/dL

病態理解 1

だから検査値が変化する！
炎症で起こっていること

図 炎症でAlbが下がるしくみ

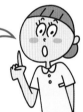

> 理解を深める
> ポイント！
> 炎症では、サイトカインであるIL-6がAlbの産生を抑制する。また、急性期ではAlbの血管外漏出によってAlbが下がる

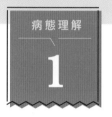

炎症

感染症

組織の傷害

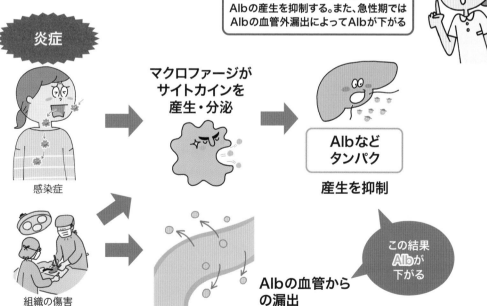

マクロファージがサイトカインを産生・分泌

Albなどタンパク

産生を抑制

Albの血管からの漏出

この結果 Albが 下がる

炎症のしくみ

炎症を臨床的な視点でわかりやすく定義すると、
①**病原体に感染して、それを排除する過程**
または
②**原因は問わず細胞や組織が傷害を受け、それを修復する過程でみられる生体の反応**
ということになります。①は感染症ですのでわかりやすいでしょう。②は、**急性心筋梗塞**や**外傷**などを想定してください。

生体の反応とは、発熱、血管の拡張、白血球などの細胞の呼び込みになります。発熱することで病原体の増殖を抑制し、細胞を集めることで傷害された組織を取り去るなど、それ自体は合目的なものです。

慢性炎症の指標となるAlb

炎症が起こって短い経過で治癒するものを**急性炎症**、治癒が遷延するのを**慢性炎症**とすると、慢性炎症では合目的なはずの反応が自身にとって害になってしまうことになります。

そして、慢性炎症の指標としては、本項のテーマである**アルブミン（Alb）**が重要となります。Albは分子量68,000のタンパクで、肝臓で合成され、血中へ放出後の半減期は14～20日、腎臓の糸球体では保持され（尿には出ず）、最終的には網内系（脾臓のマクロファージなどの）で処理されます。

炎症でAlbが低下するしくみ

さて、炎症では原因が何であれ、マクロファージが活性化されて、そこから放出される炎症性サイトカインが中心的な役割を演じます。炎症性サイトカインのなかで肝臓にはたらく主役は**インターロイキン-6（IL-6）**で、肝細胞はこの刺激により、C反応性タンパク（CRP）をはじめとする急性期タンパクの産生を高めます。

これについては、すでに「感染症で、CRPとWBCが上がるのはなぜ？」(p.2)でも解説されていますので参照してください。IL-6は一方で、Albをはじめとする一連のタンパクの産生を抑制するため、それらの血中濃度が低下します。

一方、炎症の急性期では、**Albが血管外へ漏出する**ことによりAlb濃度が低下します。特に外科手術後などの急激な低下はこのことによります。

炎症で低下する他のタンパク

炎症で濃度が低下するタンパクは「負の急性期タンパク」と称されることがあり、これにはAlbのほか、**トランスフェリン、トランスサイレチン、アポリポタンパクA1**などが含まれます（図1）。参考までに、アポリポタンパクA1はHDL（高比重リポタンパク）の骨格をなすため、炎症ではHDLコレステロールが低めになります。

図1 炎症における肝臓でのタンパク合成変化

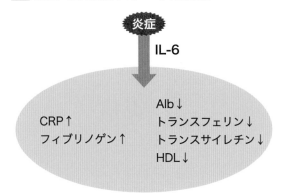

炎症

IL-6

CRP↑
フィブリノゲン↑

Alb↓
トランスフェリン↓
トランスサイレチン↓
HDL↓

コラム①
Column 血清Alb産生の低下
（山田俊幸）

図 炎症性サイトカインによるAlb産生低下：培養肝細胞におけるIL-1（IL-6と同様の作用）で刺激後のAlb産生量の減少

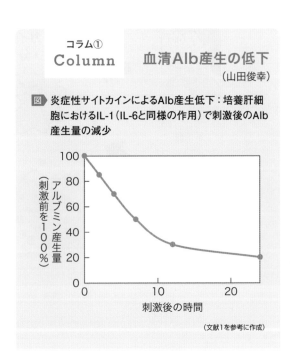

（文献1を参考に作成）

炎症の重症度は
Albの低下が生じる速度による

炎症におけるAlbの動きをCRPとの対比で模式的に表しました（図2）。CRPはすみやかに上昇（それでも白血球の増加や、CRP産生のもととなるIL-6の上昇には遅れます）し、半減期も1日くらいと短いので、炎症の刺激が治まれば比較的早く正常化します。炎症でAlbの産生は低下するのですが、Albは半減期が14〜20日と長く、つまりそれ以前に産生されて血中にあるものが残っているため、低下は緩やかで、正常化も日数を要します。

以上は理屈上のことですが、実際には具合が悪くなったときに、すでにAlbがはっきりと低値になっている症例は少なくありません。これはおそらく、前で述べたように炎症で血管の透過性が増し、血管外に移行して異化されたと推測されます。つまり、**Albの低下が早くに起こっていることは炎症の重症度を反映する**と考えられます。炎症が治まらず慢性化する場合は、CRPもAlbもそれぞれ高値、低値が続くことになります。経過の短い急性炎症でもAlbは低下しますが、低値の持続は慢性炎症において目立つことになります。

Albの初回の値を見るときに
注意したいこと

Albの初回の値を見るときに注意したいことがいくつかあります。

1）発熱や脱水の場合、
　見かけ上Albが高くなることがある

第1に、炎症患者は発熱したり、脱水状態になったりしていることがあります。そのような場合、**血液は濃縮状態になり、Albのような高分子成分は見かけ上、濃度が高くなります**。「Albは大丈夫」と間違った判断をしないように、患者さんの状態や、脱水で高くなるヘマトクリットなどを参考にしてください。

2）高齢者や慢性疾患患者では、
　もともとAlbが低めである

第2に、高齢者や慢性疾患のあった患者では、もともとAlbは低めなので、低いからといって過大評価しないよう注意しましょう。

3）TPで評価するのではなく、原則Albで評価する

第3に、血清総タンパク（TP）という検査項目があり、Albが60％前後を占めることからほぼAlbに平行するため、Albを測定せずにTPで評価してもいいという意見を聞きます。しかし、TPの20％ほどは免疫グロブリンであって、炎症で大きく増加することがあります。そのようなときはAlbの低下と相殺されてしまいますので、**Albで評価することを原則としてください**。

図2 ▶ **急性炎症における各マーカーの動き**

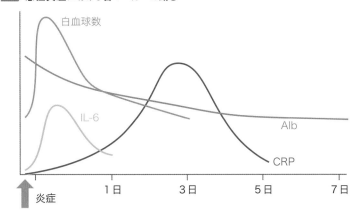

白血球数

IL-6

Alb

CRP

炎症

1日　　3日　　5日　　7日

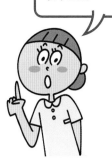

CRPはすみやかに上昇し、炎症の刺激が治まれば正常化します。一方、Albは緩やかに低下します

ほかにこの検査値などを確認!

表 **Albが低値になる要因と関連する検査**

	要因	疾患	関連する検査項目
①合成低下	炎症	●感染症 ●組織傷害	●CRP上昇 ●赤血球沈降速度亢進
	アミノ酸供給不足	●低栄養 ●消化吸収不全	●TTR低下 ●RBP低下
	肝合成能障害	●急性・慢性肝炎 ●肝硬変	●ChE低下 ●TC低下 ●PT延長
②喪失	尿タンパクとして	●腎糸球体疾患 ●ネフローゼ	●尿タンパク陽性
	腸管へ	●タンパク漏出性胃腸症	●便中α1アンチトリプシン増加
	血管外へ	●熱傷	●脱水に関連する検査

(文献2より引用)

炎症に関連する検査項目:
CRP、赤血球沈降速度

前述したように炎症の経過においては、炎症で上昇するCRPと同時に評価することが望まれます。

炎症に関連した検査に、赤血球沈降速度(赤沈)という歴史の長い検査があります。赤沈を亢進させる要素は、フィブリノゲンの増加(フィブリノゲンも急性期タンパクの1つ)、免疫グロブリンの増加、Albの低下、貧血などで、炎症で動く項目です。Albもその要素の1つで、それ以外の項目もCRPよりは動きが遅いことから、赤沈とAlbの動きは似たものとなります。

Albが低下する病態をおさえておこう

Albが低下する病態はいくつかあり(表 **Albが低値になる要因と関連する検査**)、それぞれに炎症を伴うことがありますので、Albの低下が何によるのかを鑑別するために、それらの病態を理解しておくことが重要です。

まず、Albに限らずタンパクはアミノ酸からつくられますので、タンパクやアミノ酸の摂取不足、消化吸収の障害でAlb濃度が低下します。いわゆる低栄養で

す。ある程度の規模の病院では、栄養サポートチーム(NST)が組織されるようになってきており、Albを栄養の指標として活用しています。

Albは半減期が長いので、より最近の状態を反映するマーカーとして半減期の短いトランスサイレチン(TTR)やレチノール結合タンパク(RBP:retinol-binding protein)を使うことが勧められています。

ただし、純粋な摂食不足は別にして、疾患による低栄養はしばしば炎症を伴うので区別が難しい場合が多くなります。例えば、開胸や開腹手術を受けると経口摂取不可となり、Alb、TTR、RBPが低下しますが、手術は組織傷害という炎症ですので、それによってもAlbは低下します。

TTRやRBPも負の急性期タンパクとして低下します。このような場合はCRPの上昇具合を見て、「このAlbの低下は炎症によるものが大きい」などと判断することになります。

肝硬変や慢性肝障害による合成低下でAlbは低下します。この場合は、コリンエステラーゼ(ChE:cholinesterase)が低下していることが参考になります。その度合いにより、コレステロールも低下します。なお、炎症でChEも若干低下します。

ここが危ない！

3 その他、どんなことに注意が必要？

図 **血漿の浸透圧低下に伴う血管外への水分漏出に伴う症状**

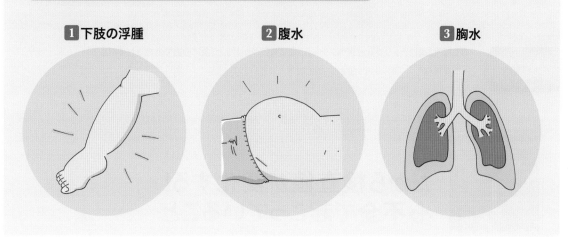

1 下肢の浮腫　　2 腹水　　3 胸水

　Albの低下が激しくなると、血漿の浸透圧が低下し、血管から水分が血管外に出ていきます。最初は、**下肢の浮腫**となって表れ、高度になると**腹水、胸水**をきたします（図 **血漿の浸透圧低下に伴う血管外への水分漏出に伴う症状** ）。

　ただし、炎症だけによるAlbの低下でそこまでになることは多くないと考えられます。

〈引用文献〉
1.日本臨床検査医学会ガイドライン作成委員会編：臨床検査のガイドライン JSLM2021 検査値アプローチ／症候／疾患. 日本臨床検査医学会, 東京, 2021.
2.Ramadori G, Sipe JD, Dinarello CA, et al. : Pretranslational modulation of acute phase hepatic protein synthesis by murine recombinant interleukin 1 (IL-1)and purified human IL-1. *J Exp Med* 1985；162（3）：930-942.
3.山田俊幸：4章 血漿蛋白の検査. 河合忠監修, 山田俊幸, 本田孝行編, 異常値の出るメカニズム 第7版. 医学書院, 東京, 2018：67-76.

コラム②
Column　血清Alb値と採血時の体位

　臥位での採血と座位での採血では、循環血漿量の見かけ上の変化により、血清Albは後者で10%ほど高くなります。

（山田俊幸）

コラム③
Column　Albの測定法

　Alb測定法にはAlbに特異性の高い改良BCP法と、Albだけでなく炎症で増えてくるタンパクを測りこみ、高めに測定してしまうBCG法があります。
　教育施設を含む多くの施設で改良BCP法が採用され、将来的には統一される見込みですが、現時点では検査センターの一部や、簡易測定機種がBCG法を使用していますので、その場合は**炎症患者では少し高めに出る**ことに注意してください。

（山田俊幸）

③ 心不全で、BNPが上がるのはなぜ?

| 猪又孝元 |

検査データの
基礎知識
●BNPは脳性ナトリウム利尿ペプチド。心臓に負荷がかかると、主に心室で合成されるホルモン

基準値[1]　【BNP】18.4pg/mL以下

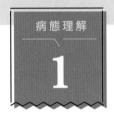

病態理解
1

だから検査値が変化する!
心不全で起こっていること

図 心不全でBNPが上がるしくみ

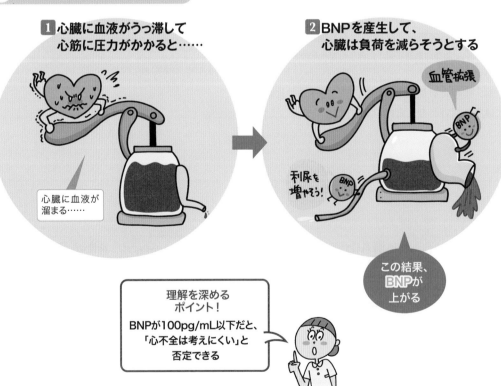

1 心臓に血液がうっ滞して
心筋に圧力がかかると……

心臓に血液が
溜まる……

2 BNPを産生して、
心臓は負荷を減らそうとする

血管拡張

利尿を
増やそう!

この結果、
BNPが
上がる

理解を深める
ポイント!

BNPが100pg/mL以下だと、
「心不全は考えにくい」と
否定できる

血液のうっ滞による圧力を減らすために心臓はBNPを産生

心不全とは、**心臓のポンプ力が低下する状態**を指します。その結果、川でいうと川の下流に水が捌けないように、血液が心臓内にうっ滞します。

血液が心臓にうっ滞すると、心臓の筋肉に圧力がかかる（壁応力）ことで、心室の心筋細胞がBNP遺伝子発現を亢進させ、**proBNP**という先駆体を産生します。その後、proBNPは生理的に活性を有する脳性ナトリウム利尿ペプチド（BNP）と、活性を有さないN末端プロ脳性ナトリウム利尿ペプチド（NT-proBNP）とに切断されます（**図1**）。

BNPはある種のホルモンで、**血管拡張と利尿**という2つの作用を有します。「血管拡張」と「利尿」という言葉の語尾に「薬」とつければ、そのまま心不全の治療薬の名前となるように、弱った心臓の負担をとってくれます。心不全が重くなるほど、**心臓はBNPの助けを借りて楽チンになりたい**と思いますから、BNPは高値となります。

心不全で覚えておきたいBNPの値

前述の理由から、BNP測定は心不全が存在するかを診断するのに有効で、ガイドライン[2]でも高く推奨されています。採血だけで心不全かどうかのめやすがつくため、とても重宝します。覚えておく数字は、100と200です。

1）BNP＜100pg/mLなら心不全が否定できる

100pg/mLは、心不全があるかどうかを判断する診断閾値です。なかでも、BNPが有する診断能のうまみは、高い陰性的中率（ある検査で陰性という結果だった場合に、その疾患に罹患していない確率）にあります。すなわち、**「BNPが100pg/mL未満だと心不全は考えにくい」**と否定できるところに最も診断価値が高い検査値です。したがって、心不全の臨床診断が不得手な非専門家が、例えばむくみや息切れなどがあって、心不全を除外したい場合に有用なわけです。

一方で、**BNPが100pg/mL以上の場合、その患者さんは心不全であると断言できる可能性は、それほどまでに高くありません。**その理由は後述するように、BNP値が雑多な情報を含んだ指標だからです。最近は、NT-proBNPも同様に頻用されるようになりました。ざっくり言うと、**NT-proBNP値はBNP値の4倍**と覚えておきましょう。つまり、NT-proBNP値で心不全があるかどうかを判断する診断閾値は400pg/mLです。ただし、高値になるとBNPとNT-proBNPの値で8倍もの開きとなる場合もあり、その一方で低値では2倍しか差がない場合も少なくありません（**図2**）[1]。

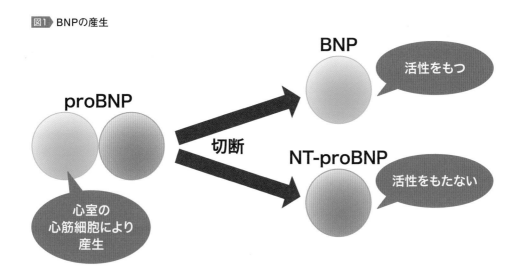

図1 ▶ BNPの産生

15

2）BNP＜200pg/mLなら心不全がある程度管理できている

　200pg/mLは、心不全管理のめやすです（図2）。心不全を有する患者さんで、BNPが200pg/mL未満だと、現在の心不全コントロールはまずまずと考えます。BNP測定が開始されたばかりの時期に、200pg/mL未満を治療強化の目標値として管理を始めたところ、心不全再入院率が半減し、そのポテンシャルを感じたものです。これまで海外を中心にBNPガイド管理（BNPの変化に応じて治療方法の変更などを行うこと）の検証試験が報告されましたが、ガイドラインで推奨されるほどの有用性は実証されていません。しかし、これはBNPガイド管理に臨床的意義がないのではなく、試験に用いたBNPガイド管理の方法論に問題があるためと思われます。

　BNP値は、雑多な情報を含む臨床指標です。BNPは、心臓の壁応力を高めるうっ血の存在とは独立し、心筋の質を反映し産生されるようです。BNPは元来胎児遺伝子であり、成人の心筋には発現しません。しかし、**心筋が脱落する状況では、再生能がほぼない心筋は胎児遺伝子を動員し、補おうとします。**

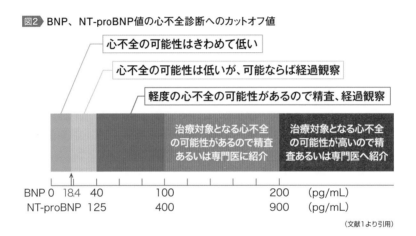

図2 BNP、NT-proBNP値の心不全診断へのカットオフ値

心不全の可能性はきわめて低い

心不全の可能性は低いが、可能ならば経過観察

軽度の心不全の可能性があるので精査、経過観察

治療対象となる心不全の可能性があるので精査あるいは専門医に紹介

治療対象となる心不全の可能性が高いので精査あるいは専門医へ紹介

| BNP | 0 | 18.4 | 40 | | 100 | | | 200 | | (pg/mL) |
| NT-proBNP | | | 125 | | 400 | | | 900 | | (pg/mL) |

（文献1より引用）

ほかにこの検査値などを確認！

図 心不全の「目に見える指標」

身体所見
- 体重／下腿浮腫
- 肝腫大／頸静脈怒張

心エコー図
- 下大静脈径

圧モニター
- 中心静脈圧

胸郭X線
- 心胸郭比

聴診
- 心ギャロップ

心エコー図
- 経僧帽弁血流ドプラ波形

心臓カテーテル
- 左室拡張末期圧

右心不全（全身うっ血）時の全身の検査と、左心不全（肺うっ血）時の肺動脈の検査

右心不全（全身うっ血）時の全身の検査

左心不全（肺うっ血）時の左心室の検査

胸部X線
- 肺動脈影拡張

心エコー図
- 三尖弁逆流圧較差

心臓カテーテル
- 肺動脈圧

聴診
- 肺ラ音

胸部X線
- 肺うっ血像

心エコー図
- 肺動脈逆流圧較差

デバイス
- 肺インピーダンス

心臓カテーテル
- 肺動脈楔入圧

左心不全（肺うっ血）時の肺動脈の検査

左心不全（肺うっ血）時の肺静脈の検査

心不全の最新の考え方：「目に見える治療」と「目に見えない治療」

ここで、今どきの心不全治療をまとめておきましょう。現在の心不全治療は、大きく2つに分けられます。1つは「目に見える治療」（図3-①）[3]、もう1つは「目に見えない治療」（図3-②）[3]です。

「目に見える治療」とは、息苦しさやむくみなど、文字どおり**目に見える症状などを、目に見えて、しかも、比較的すみやかによくする治療**です。「目に見える治療」は、3つの手段から成り立ちます。1つ目は、"うっ血を軽減する手段"で、利尿薬が代表です。2つ目は、"低心拍出をなくす手段"です。そして3つ目は、不整脈を含めて"ポンプの駆動回数やリズムをよくする手段"です。

一方、「目に見えない治療」は、予後を改善する道具立てで言うとアンジオテンシン変換酵素（ACE）阻害薬またはアンジオテンシンⅡ受容体拮抗薬（ARB）、β遮断薬、そして、抗アルドステロン薬といった**予後を改善する薬**です。これらの薬を飲んだことで、飲まなかった場合より3年長生きしたことなど絶対に知り得ません。なぜなら、科学的根拠に基づく確率論的な治療とはいえ、ある一個人における予後の推移は、あくまで目に見えないため、正確な効果を明らかにすることはできないからです。

「目に見える指標」と「目に見えない指標」で基本管理を決める

この考え方を、心不全の状態診断に投射してみましょう。BNPの値は、うっ血という「目に見える指標」

17

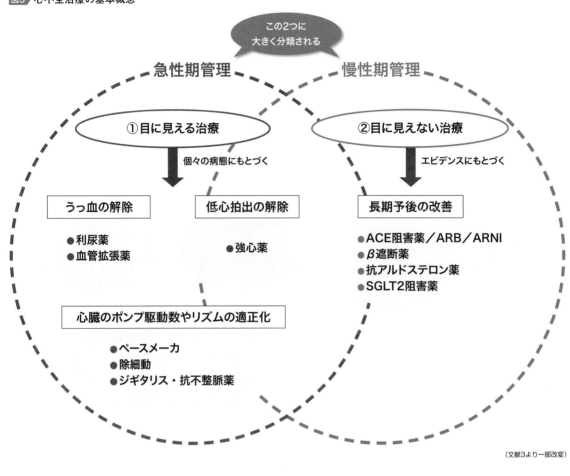

図3 心不全治療の基本概念

この2つに大きく分類される

急性期管理　　　慢性期管理

①目に見える治療　　②目に見えない治療

個々の病態にもとづく　　エビデンスにもとづく

うっ血の解除
●利尿薬
●血管拡張薬

低心拍出の解除
●強心薬

長期予後の改善
●ACE阻害薬／ARB／ARNI
●β遮断薬
●抗アルドステロン薬
●SGLT2阻害薬

心臓のポンプ駆動数やリズムの適正化
●ペースメーカ
●除細動
●ジギタリス・抗不整脈薬

（文献3より一部改変）

図4 足し算・引き算を念頭においたBNP値の解釈と心不全治療の選択

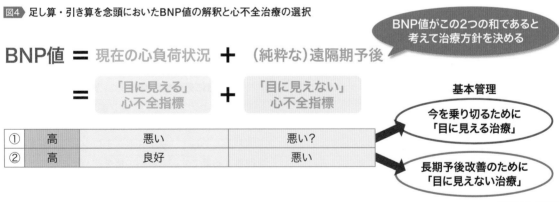

BNP値がこの2つの和であると考えて治療方針を決める

$$\text{BNP値} = \text{現在の心負荷状況} + \text{（純粋な）遠隔期予後}$$

$$= 「目に見える」心不全指標 + 「目に見えない」心不全指標$$

基本管理

①	高	悪い	悪い？	→ 今を乗り切るために「目に見える治療」
②	高	良好	悪い	→ 長期予後改善のために「目に見えない治療」

（文献3より一部改変）

と予後を反映する「目に見えない指標」の足し算だと単純化してみます。「目に見える指標」とは、症状や身体所見、胸部X線や心エコー図でのうっ血所見、すなわちこれまで使われてきた心不全の診断ツールです（**図 心不全の「目に見える指標」**）。

図4-②[3]を例に説明すると、BNPが高値でも、目に見えてうっ血が存在しない場合（良好）には、両者を引き算し、目に見えない予後は悪いと判断します。この場合、いくらBNP高値でも利尿薬増量は正しい選択ではなく、予後を改善させるACE阻害薬やβ遮断薬などを導入あるいは増量することを考えます。

ここが危ない！ 3

その他、どんなことに注意が必要？

この2つを考慮して、BNPの値を考える

表 **血中BNP値の修飾要因**

	心臓に要因がある場合 （BNPの産生に影響）	心臓以外に要因がある場合 （BNPの分解に影響）
BNP値が上がる要因	●心肥大／心筋リモデリング*／拡張能障害 ●心筋虚血 ●心房細動 ●低心拍出※ 　※直接反映はしない	●腎機能障害 ●加齢 ●貧血 ●神経体液性因子
BNP値が下がる要因	●収縮性心膜炎	●肥満

＊【心筋リモデリング】傷害された心筋による心臓の機能低下を補うために、正常な心筋が肥大するなどの形態変化が心臓に生じ、左室拡大や心収縮力の低下などがみられること。

BNP値が上昇する要因と低下する要因を考慮する

　BNP値は心臓の機能を数字で表せる点で、とても便利な診断ツールです。しかし、実際の現場では首をかしげる場面が多く感じられます。その理由は、その数字をおおいに変えてしまう修飾因子（表 **血中BNP値の修飾要因**）が少なくないからです。

　血中BNP濃度は、心筋からの産生量と、クリアランス受容体（BNPの腎臓からの排泄に関与するとされる受容体）・中性エンドペプチダーゼ（タンパク質などがもつペプチド結合を分解する酵素）を通じての分解量との差し引きで決まってきます。したがって、患者個々において解釈する際には、両者に影響を与える要因を把握したうえで微調整をかける必要があります。産生側としては、心房細動や心肥大はBNP値を上昇させますし、心筋が伸展不良（収縮性心膜炎など）の場合は上昇を妨げます。代謝側としては、肥満は低下因子、加齢・貧血などに加え腎機能障害が上昇因子で、eGFR＜60mL/分程度でもBNP診断閾値を2倍前後に引き上げねばならないという報告すらあります。

〈引用文献〉
1. 日本心不全学会予防委員会：血中BNPやNT-proBNP値を用いた心不全診療の留意点について．図2 BNP, NT-proBNP値の心不全診断へのカットオフ値．
http://www.asas.or.jp/jhfs/topics/bnp201300403.html（2022/10/25アクセス）
2. 日本循環器学会：循環器病ガイドラインシリーズ2017年版 急性・慢性心不全診療ガイドライン（2017年改訂版）．
http://www.j-circ.or.jp/old/guideline/pdf/JCS2017_tsutsui_h.pdf（2022/10/25アクセス）
3. 猪又孝元：心不全管理をアートする 脚本はどう作るのか．メジカルビュー社，東京，2017：92，95．
4. Inomata T：Biomarkers：New Horizon for Heart Failure Practice. In: Sato N, ed. : Therapeutic Strategies for Heart Failure. Springer Japan, Tokyo, 2018：17-38.

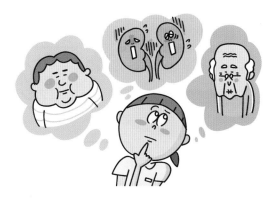

4 心筋梗塞で、CK、トロポニンが上がるのはなぜ？

| 石田弘毅 |

検査データの
基礎知識

- トロポニンは筋原線維の収縮調節タンパクの1つ
- クレアチンキナーゼ(CK)は心筋・骨格筋に存在する筋肉細胞のエネルギー代謝に重要な酵素

| 基準値 | 【トロポニンT】0.014ng/mL以下　【トロポニンI】0.04ng/mL以下 |
| 共用基準範囲[1] | 【CK】男性：59～248U/L、女性：41～153U/L |

病態理解

1 だから検査値が変化する！心筋梗塞で起こっていること

図 心筋梗塞においてCKとトロポニンが上がるしくみ

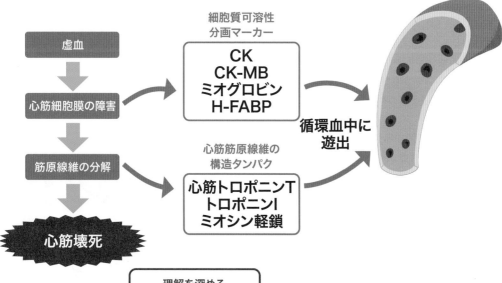

虚血 → 心筋細胞膜の障害 → 筋原線維の分解 → 心筋壊死

細胞質可溶性分画マーカー
CK
CK-MB
ミオグロビン
H-FABP

心筋筋原線維の構造タンパク
心筋トロポニンT
トロポニンI
ミオシン軽鎖

循環血中に遊出

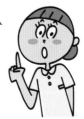

理解を深める
ポイント！

心筋梗塞では心筋が壊死
するため、細胞質可溶性
分画マーカーや心筋筋原
線維の構造タンパクが血
中に漏れ出る

心筋梗塞とは、心臓に血液や酸素を送る血管である冠動脈に、血栓などによって狭窄や閉塞が起こり、心筋の壊死が起こる状態です。心筋が壊死すると、細胞質可溶性分画マーカーや心筋筋原線維の構造タンパクが血中に漏れ出てきます（図 **心筋梗塞においてCKとトロポニンが上がるしくみ**）。

クレアチンキナーゼ（CK）

心筋逸脱酵素のうちの1つであるクレアチンキナーゼ（CK）は、**筋肉や脳に分布している**酵素です。よって、心筋梗塞を疑うときは**CKが上昇していることを確認**し、診断の根拠としたり、重症度の指標としたりします。

CKには**CK-MB、CK-MM、CK-BB**の3種類が存在します。CK-MBは主に**心筋由来**、CK-MMは**骨格筋由来**、CK-BBは主に**脳・子宮・腸管由来**となっています（図1）。

よって、心筋梗塞を疑うときはCK-MBを測定し、上昇していることを確認します。上昇しているCKの値の10%以上の値にCK-MB値が上昇しているとき、心筋梗塞を疑いますが、10%以下のときは骨格筋障害を疑います。

トロポニン

トロポニンは、**筋肉の部品となるタンパクの1つ**で、トロポニンT、トロポニンI、トロポニンCで複合体をつくり、ミオシン軽鎖などとともに心筋や骨格筋の収縮の調整を担っています。トロポニンCは心筋と骨格筋で立体構造が同じですが、トロポニンTとトロポニンIは心筋の特異性が高いため、心筋壊死を認めた際の心筋障害のマーカーとなります。

トロポニンは腎臓で排泄されることから、トロポニンT・Iとも、**腎不全患者では高値**となります。

急性心筋梗塞において、**トロポニンIのピークは1回**ですが、**トロポニンTではピークが2回**あり、第1のピークは発症後**12～18時間**、第2のピークは発症後**90～120時間**です。通常、**7～14日間**異常値を示します。

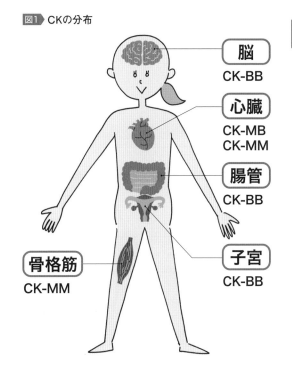

図1 CKの分布

脳
CK-BB

心臓
CK-MB
CK-MM

腸管
CK-BB

子宮
CK-BB

骨格筋
CK-MM

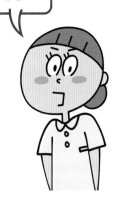

- トロポニンは筋肉を構成するタンパク質
- トロポニンにはトロポニンT・I・Cの3種類があり、心筋梗塞に重要なのはTとI
- 腎不全患者では、トロポニンT・Iは偽陽性を呈することがある

ほかにこの検査値などを確認！

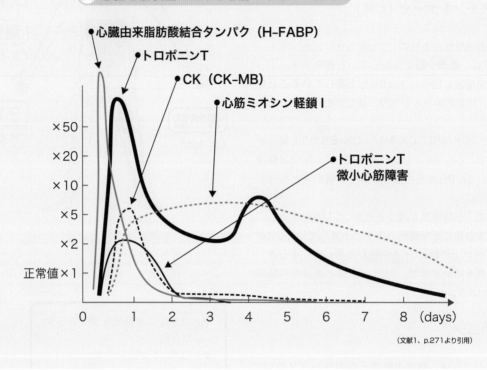

図 急性心筋梗塞における心筋バイオマーカー

・心臓由来脂肪酸結合タンパク（H-FABP）
・トロポニンT
・CK（CK-MB）
・心筋ミオシン軽鎖I

・トロポニンT
微小心筋障害

×50
×20
×10
×5
×2
正常値×1

0　1　2　3　4　5　6　7　8　（days）

（文献1、p.271より引用）

心筋バイオマーカーの比較

心筋梗塞により、心筋が壊死する際にさまざまな心筋逸脱酵素などが血中に流出しますが、それらを測定・検出することでより早く、正確に心筋梗塞を診断することができます。ここでは、そのような心筋バイオマーカーの特徴や特性を比較しながら紹介します。

虚血から心筋壊死に至るまでの過程で、p.20図 **心筋梗塞においてCKとトロポニンが上がるしくみ** のように、細胞質可溶性分画マーカーと心筋筋原線維の構造タンパクが血液中に遊出します。そのような経過から、心筋バイオマーカーの血中濃度の経時的変化は図 **急性心筋梗塞における心筋バイオマーカー** のようになります。最短検出時間や持続時間も、バイオマーカーごとに異なります。

心筋バイオマーカーとその特徴は、**表1**のようになります。

心臓由来脂肪酸結合タンパク（H-FABP：heart-type fatty acid-binding protein）は1～2時間で上昇し、5～10時間でピークを迎えます。感度はよいですが、特異度に限界があります。

トロポニンT・Iは3～6時間で上昇し、12～18時間でピークを迎えます。感度も特異度も高いです。

CK-MBは4～8時間で上昇し、12～24時間でピークを迎えます。感度も特異度も（4～8時間では）高いです。3～6日後に正常化します。**CKの最高値は心筋壊死量を反映するため、心筋梗塞の予後予測にも役立ちます。**

心筋トロポニンは、感度・特異度の点からガイドラインでも、心筋梗塞に対する心筋バイオマーカーの第一選択となっています。

表1 心筋バイオマーカーとその特徴

	最初に上昇する時間	最大値となる時間	感度	特異度
ミオグロビン	1〜3時間	4〜7時間	＋＋＋	＋
H-FABP	1〜2時間	5〜10時間	＋＋＋	＋＋
心筋トロポニン	3〜6時間	12〜18時間	＋＋＋＋	＋＋＋＋
CK	4〜8時間	12〜24時間	＋＋	＋
CK-MB	4〜8時間	12〜24時間	＋＋＋	＋＋＋

H-FABP（心臓由来脂肪酸結合タンパク）

　H-FABPは、心筋梗塞の発症早期の感度にすぐれますが、**不整脈**や**心不全、肺塞栓症、心筋炎、心筋症、大動脈解離**など、心筋梗塞以外の疾患でも陽性を示すことがあります。

　H-FABPは腎臓で排泄されるタンパクなので、**腎機能が低下するときの排泄が遅れる**ことで血中にとどまり、陽性となる場合があります。また、CK-MBと同じように骨格筋にも存在するので、**横紋筋融解や筋肉の外傷でも陽性を示すことがあります。**

　H-FABP全血迅速判定キットは、陰性の場合のルールアウトで有用と考えられます。

●心筋梗塞を疑うときは、まず問診、身体所見、心電図
●心筋梗塞を疑うとき聞くべき問診のポイントをおさえる
●問診、身体所見、心電図をとりながら、採血、心エコー、胸部X線撮影を準備する

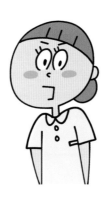

その他、どんなことに注意が必要?

表 急性冠症候群を疑う患者の搬入時に行う検査

第1段階	問診、身体所見、12誘導心電図[*1]（10分以内に評価）
第2段階	採血[*2]（画像検査[*3]：心エコー、胸部X線写真）

[*1] 急性下壁梗塞の場合、右側胸部誘導（V4R誘導）を記録する。急性冠症候群が疑われる患者で初回心電図で診断できない場合、背側部誘導（V7-9誘導）も記録する。
[*2] 採血結果を待つことで再灌流療法が遅れてはならない。
[*3] 重症度評価や他の疾患との鑑別に有用であるが、再灌流療法が遅れることのないよう短時間で行う。

（文献2より引用）

急性冠症候群を疑う場合は、10分以内に問診、身体所見、12誘導心電図を実施

　急性冠症候群の鑑別には心筋バイオマーカーを含め、**問診、身体所見、心電図、心エコー、胸部X線写真**などの検査所見を総合的に検討し、できるだけ早く判断することが重要です。そのため、それらの検査に関しても同時並行して進めていく必要があります。

　ガイドラインでも急性冠症候群患者の搬入後、まず、第一段階の10分以内に行うこととして、問診、身体所見、12誘導心電図が挙げられており、採血の前にこれらをすみやかに行う必要があります（**表 急性冠症候群を疑う患者の搬入時に行う検査**）。

問診

　胸痛の性状を問診で確認するうえで、重要なポイントがあります。

- いつから（発症時期）
- 何をしているとき（労作時？　安静時？）
- どの部分が（心窩部？　広い範囲？　ピンポイント？）
- どんなふうに（押されるように？　チクチク？）

　心筋梗塞や狭心症に特徴的なのは、次のような所見です。

- 前胸部や胸骨後部の重苦しさ、圧迫感、絞扼感、息がつまる感じ、焼け付くような感じ
- 顎、頸部、肩、心窩部、背部、腕への放散痛
- 冷汗を伴う

　逆に、以下のような所見がある場合、心筋梗塞や狭心症ではない可能性が高いです。

- 刺されるような痛みやチクチクする痛み、触って痛む
- 呼吸や咳、体位変換の影響を受ける

　表2に示した、労作性狭心症の胸痛の特徴（**SAVENS**）も問診の役に立ちます。

表2 労作性狭心症の胸痛の特徴（SAVENS）

S	Sudden onset	突然発症
A	Anterior chest	前胸部
V	Vague discomfort	漠然とした不快感
E	Exertion precipitation	労作による発症
N	Nitroglycerin	ニトログリセリンが有効
S	Short duration	短い持続時間

身体所見

バイタルサイン、心雑音の有無、呼吸音でラ音の有無をすぐに確認しましょう。

心電図

ST上昇型心筋梗塞の場合、ただちに再灌流の適応となるため、心筋逸脱酵素の採血結果を待つ前に**緊急カテーテル検査の準備が始まる**こともあることを意識しておきましょう。

＊

上記を確認しつつ、採血、ポータブル心エコー、胸部X線撮影の準備をしていくことが、実際の急性冠症候群や心筋梗塞の現場では重要であることを忘れないようにしましょう。

〈引用・参考文献〉
1.日本臨床検査医学会ガイドライン作成委員会編：臨床検査のガイドラインJSLM2015 検査値アプローチ／症候／疾患. 日本臨床検査医学会，東京，2015.
2.日本循環器学会，日本冠疾患学会，日本胸部外科学会，他：急性冠症候群ガイドライン（2018年改訂版）. https://www.j-circ.or.jp/old/guideline/pdf/JCS2018_kimura.pdf（2022/10/25アクセス）
3.橋本信也監編，石井裕正，渡辺清明，北原光夫，他編：最新 臨床検査のABC. 日本医師会，東京，2007.

コラム
Column　非貫壁性梗塞と貫壁性梗塞で違うST変化

心筋梗塞は、発症時期により、①急性心筋梗塞（AMI）、②亜急性心筋梗塞（RMI）、③陳旧性心筋梗塞（OMI）に分類されます。AMIは発症から72時間まで、RMIは発症後72時間から1か月まで、OMIは発症後1か月以上とされています。これが発症時期による分類です。

壊死部位による分類では、非貫壁性梗塞と貫壁性梗塞になります。虚血が20分以上続くと心筋壊死が起こります。心筋障害は心内膜から心外膜へ広がりますが、この間に血流が再開すると、心筋壊死は心内膜で止まるため非貫壁性梗塞となります。この場合は、心電図ではST低下がみられます。心内膜側から心外膜側まで心筋壊死が進んだ場合は貫壁性梗塞となり、心電図ではST上昇となります。

（石田弘毅）

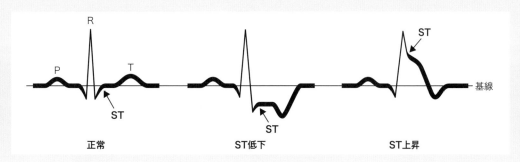

正常　　　　ST低下　　　　ST上昇

⑤ 循環不全で、Lacが上がるのはなぜ?

| 亀田　徹 |

検査データの
基礎知識

● Lacは乳酸値のこと

基準範囲　0〜2.0mmol/L(0〜18mg/dL)

病態理解

1

だから検査値が変化する!
循環不全で起こっていること

図　循環不全でLacが増加するしくみ

循環不全

→ 低酸素状態

→ 組織の酸素需要の高まりに
よる酸素供給の不足

→ エネルギー
産生の回路が
嫌気的条件に
(詳しくは図1)

この結果、
Lacが
上がる

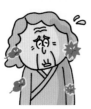

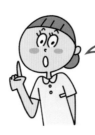

理解を深める
ポイント!

循環不全では、乳酸値が高いほど
重症度が高い可能性があり、
予後を予測する指標となる

乳酸値の変化の理解には
エネルギー産生のしくみが大事

　乳酸は主に、骨格筋、赤血球、皮膚、脳、腸管などで生成されます。循環不全（ショック）で乳酸が上がるメカニズムを理解するためには、**ブドウ糖の代謝から始まるエネルギー産生の回路を把握しておく必要があります**（**図1**）。

　酸素が十分にある<u>好気的条件下</u>では、細胞質でブドウ糖はピルビン酸に代謝され、さらにミトコンドリア内でピルビン酸はアセチルCoAに代謝されてTCA回路に入り、細胞の主要エネルギー伝達体であるアデノシン三リン酸（ATP：adenosine triphosphate）が生成されます。大部分はこのような好気的条件下で代謝が進みますが、組織で酸素が足りなくなる<u>嫌気的条件下</u>では、**ピルビン酸から乳酸の産生が増加します**。

　循環不全は、生体に対する侵襲あるいは侵襲に対する生体反応の結果、重要臓器の血流が維持できなくなり、組織は低酸素状態で嫌気的条件下にさらされることになります。また、臓器や組織の酸素需要が高まり、酸素の供給が相対的に不十分になっても嫌気的条件下に陥ります。その結果、ピルビン酸からアセチルCoAへの代謝が阻害され、乳酸脱水素酵素（LD）によって乳酸の産生が増加します（**図1a**）。

　乳酸が増加するのは、**組織低酸素とは限らない点**についても理解が必要です。チアミン（ビタミンB₁）欠乏でもピルビン酸からアセチルCoAへの代謝が進まず、乳酸の産生が増加します（**図1b**）。解糖系が活性化される状況、例えば敗血症やカテコラミンが増加する場合でも乳酸の産生は増加します（**図1c**）。糖尿病性ケトアシドーシスやエタノール中毒では、LDの活性化により、乳酸の産生が増加します（**図1d**）。

　一方、乳酸の代謝・排泄が進まない場合も、結果として乳酸は増加します。乳酸は主に肝臓で、一部は腎臓でも代謝されますので、肝障害、腎障害では乳酸が増加します（**図1e**）[1]。

　循環不全で乳酸値が高いほど重症度が高い可能性があり、患者さんの予後を予測する指標となることが知られています。また、**経時的に乳酸値を測定して低下がすみやかであれば**、**予後は良好である可能性が高い**ので、経時的変化は治療の有効性・妥当性の指標になり得ます[1]。

図1 乳酸が生じるしくみ

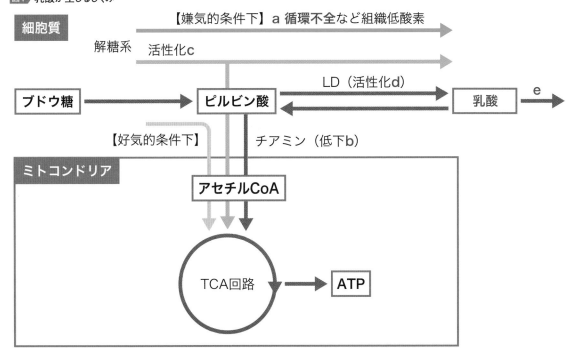

ほかにこの検査値などを確認!

図 循環不全の際にLacとともに確認したい検査値など

フィジカルアセスメント
- 蒼白
- 冷汗
- 意識レベル低下
- 脈拍触知不良
- 毛細血管再充満時間の遅延(2秒以上)

バイタルサイン
- 意識
- 脈拍
- 血圧
- 呼吸数
- 体温
- 酸素飽和度

血液ガス分析
- 乳酸値
- pH

Point of care testing(POCT)
- 心電図
- エコー

　循環不全・ショックに気づくきっかけとなる、**フィジカルアセスメント**と**バイタルサイン**の適切な取得は非常に重要です。また、迅速に結果が得られる血液ガス分析で乳酸値、pHを評価します。

　ショックの原因は多岐にわたりますので、**ショックの分類**(表1)を想起しながら**一般血液検査**、ベッドサイドで結果の得られる臨床現場即時検査(POCT)として**心電図**や**エコー**を行います。近年は、看護師がベッドサイドでエコーを行う事例が少しずつ増えています。

表1 ショックの分類と主な原因

心原性ショック	●心筋梗塞 ●心筋炎 ●急性非代償性心不全 ●高度弁膜症 ●不整脈
閉塞性ショック	●心タンポナーデ ●肺塞栓 ●緊張性気胸
循環血液量減少性ショック	●出血 ●高度脱水
血液分布異常性ショック	●敗血症 ●アナフィラキシー ●副腎不全 ●脊髄損傷

フィジカルアセスメント

　循環不全では、蒼白、冷汗、意識レベル低下、脈拍触知不良、毛細血管再充満時間の遅延(2秒以上)が生じます。

バイタルサイン

- 意識：GCS(Glasgow coma scale)もしくはJCS(Japan coma scale)で評価します。
- 脈拍：心電図が準備できるまでは触診で判断します。循環不全では**頻脈**になることが多いですが、高齢者やβ遮断薬服用者では頻脈にならないことがあり、注意が必要です。徐脈性不整脈も循環不全の原因になります。
- 血圧：血圧低下をもって循環不全と判断されることは少なくないのですが、循環不全と低血圧はイコールではありません。背景に高血圧症があれば、循環不全でも収縮期血圧が100mmHg以上の場合もあります。
- 呼吸数：ショックでは**呼吸数が多く**なり、代謝性アシドーシスが強いと、呼吸性に代償するために、頻呼吸が目立つようになります。
- 体温：高体温はフィジカルアセスメントでもある程

度評価できます。外来患者の低体温症では、深部温（直腸温、膀胱温）の測定が必要になる場合があります。

●酸素飽和度：パルスオキシメータを用いて測定しますが、循環不全では末梢循環が不良で（正確に）計測できないことがあります。

血液ガス分析

血中乳酸値が2.0mmol/L以上となり、血液のpHが酸性側に傾いた場合を乳酸アシドーシスと呼びます。乳酸アシドーシスはアニオンギャップ（anion gap：AG）が開大する代謝性アシドーシスの代表的な病態です。AGとは通常の測定では検出されない陽イオンと陰イオンの差であり、臨床では以下のように計算します。

$$AG = Na^+ - (HCO_3^- + Cl^-)$$
[正常値：12±2mmol/L]

AG開大性代謝性アシドーシスの原因には、乳酸アシドーシスのほかに、糖尿病性ケトアシドーシス、アルコール性ケトアシドーシス、中毒（メタノール、エチレングリコール、サリチル酸）、尿毒症などがあります。

Point of care testing（POCT）

『POCTガイドライン第4版』では、POCTは以下のように定義されています。「被検者の傍らで医療従事者自らが行う簡便な検査である。医療従事者が検査の必要性を決定してから、その結果によって行動するまでの時間の短縮および被検者が検査を身近に感ずるという利点を活かして、迅速かつ適切な診療・看護、疾病の予防、健康増進などに寄与し、ひいては医療の質、被検者のQOLおよび満足度の向上に資する検査である。」[2]

コラム Column　POCTとしてのエコー検査：POCUS

近年では、ポケットサイズの携帯型超音波装置が急速に普及し、看護分野でも少しずつ利用が広がっています。POCTとしてのエコーは、point-of-care ultrasound（POCUS、ポーカス）と呼ばれ、ショックの迅速評価として有用です。その際、ABCアプローチに沿って、補助的に活用するとよいでしょう。

①気道（A：Airway）では、頸部エコーで気管挿管の確認と食道挿管の除外を行います。②呼吸（B：Breathing）では、肺エコーで（緊張性）気胸、肺水腫、胸水の評価を行います。③循環（C：Circulation）では、心エコーで左室収縮能低下、右室拡大（肺塞栓症）、心嚢液（心タンポナーデ）、循環血液量減少を評価します。

また、腹部エコーで腹腔内出血、水腎症（敗血症の原因）などを評価します。さらに下肢静脈エコー2点法で総大腿静脈と膝窩静脈を観察し、肺塞栓症の原因となる深部静脈血栓を評価します。

（亀田　徹）

〈参考文献〉
1. Kameda T, Kimura A：Basic point-of-care ultrasound framework based on the airway, breathing, and circulation approach for the initial management of shock and dyspnea. *Acute Med Surg* 2020；7（1）：e481.

その他、どんなことに注意が必要？

図 循環不全の際に注意したいこと

1 乳酸アシドーシス

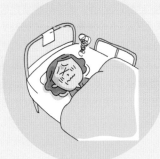

2 敗血症性ショック

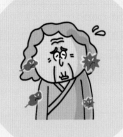

3 乳酸測定の時間：
採血後15分以内に計測

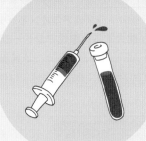

乳酸アシドーシスの原因をおさえる

乳酸アシドーシスの原因は、循環不全を代表とする組織低酸素だけではなく、多岐にわたります。CohenとWoodsの分類が有名ですので、これをもとに整理しておくとよいでしょう（**表2**）[1]。

大きく分けて、明らかな組織低酸素がある場合をタイプA、ない場合をタイプBとしています。タイプBはさらに、基礎疾患との関連（B1）、薬剤・中毒（B2）、先天性代謝疾患（B3）、その他に分類されています。

敗血症性ショックでも乳酸値が重要

ショックの原因として頻度の高い**敗血症性ショック**では、**高頻度で乳酸値が上昇**します。敗血症性ショッ

クにおける乳酸値上昇の主因は、組織低酸素による嫌気性代謝の亢進ですが、組織での酸素摂取率の低下やミトコンドリアの機能低下も関与しています。さらに、解糖系の亢進や、肝機能障害による乳酸クリアランス（代謝・排泄）の低下も要因に挙げられます[1]。『日本版敗血症診療ガイドライン2020』では、「敗血症/敗血症性ショックの患者に対して、初期蘇生の指標として乳酸値を用いることを弱く推奨する」としています[3]。

乳酸測定の時間にも注意

そのほかに、乳酸測定に関する注意点は、**採血後に15分以内に計測**するか、**時間がかかる場合には氷で冷やす**ようにしてください。そうしないと、赤血球もしくは白血球から乳酸が産生され、**実際より値が高くなります**[1]。

表2 乳酸アシドーシスの原因

タイプA 明らかな組織低酸素の存在あり		●ショック(心原性、閉塞性、循環血液量減少性、血液分布異常性、複合性ほか) ●局所低灌流(腸管虚血、四肢虚血) ●重症低酸素血症 ●重症貧血 ●一酸化炭素中毒、シアン中毒 ●過度の筋活動(運動、けいれん、喘息)
タイプB 明らかな組織低酸素の存在なし	B1 基礎疾患との関連	●肝疾患 ●敗血症 ●糖尿病 ●悪性腫瘍 ●褐色細胞腫 ●チアミン(ビタミンB_1)欠乏
	B2 薬剤・中毒	●ビグアナイド(腎機能障害、脱水、過度のアルコール摂取、手術前後など) ●エピネフリン、テルブタリン、その他のアドレナリン作動薬 ●エタノール、メタノール、エチレングリコール、プロピレングリコール ●プロポフォール ●ニトロプルシド、吸入一酸化窒素 ●フルクトース ●ソルビトール ●サリチル酸 ●アセトアミノフェン ●イソニアジド ●リネゾリド
	B3 先天性代謝疾患	
	その他	

(文献1より一部改変)

〈引用文献〉

1.Suetrong B, Walley KR: Lactic acidosis in sepsis: It's not all anaerobic: implications for diagnosis and management. *Chest* 2016；149(1)：252-261.

2.日本臨床検査自動化学会：POCTガイドライン第4版. 日本臨床検査自動化学会会誌 2018；43 Suppl 1.

3.日本版敗血症診療ガイドライン2020特別委員会：日本版敗血症診療ガイドライン2020. 日本集中治療医学会雑誌 2021；28 Supplement.
　https://www.jsicm.org/pdf/jjsicm28Suppl.pdf(2022/10/25アクセス)

6 静脈血栓塞栓症で、D-ダイマーが上がるのはなぜ?

| 窓岩清治 |

検査データの基礎知識 ● D-ダイマーは、フィブリンが主にプラスミンにより分解された際に生じるものの集まり

参考基準値 【D-ダイマー】1.0μg/mL以下（測定方法により異なる）

病態理解 **1**

だから検査値が変化する! 静脈血栓塞栓症で起こっていること

図 静脈血栓塞栓症でD-ダイマーが増加するしくみ

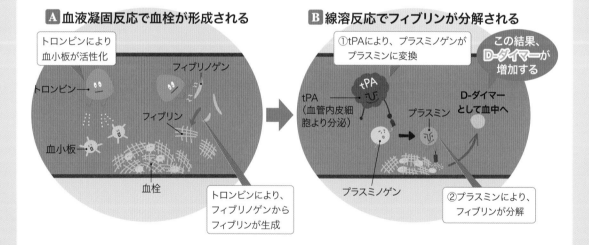

A 血液凝固反応で血栓が形成される

トロンビンにより血小板が活性化

フィブリノゲン

トロンビン

フィブリン

血小板

血栓

トロンビンにより、フィブリノゲンからフィブリンが生成

B 線溶反応でフィブリンが分解される

①tPAにより、プラスミノゲンがプラスミンに変換

この結果、D-ダイマーが増加する

tPA（血管内皮細胞より分泌）

tPA

プラスミン

D-ダイマーとして血中へ

プラスミノゲン

②プラスミンにより、フィブリンが分解

理解を深めるポイント!
D-ダイマーが増加することは、血栓が「形成され」、さらに「分解されたこと」を意味する

静脈血栓塞栓症（VTE）は、主に下肢や骨盤の深部静脈に血栓が生じる**深部静脈血栓症（DVT）**と、この血栓が剥がれて肺動脈を閉塞することで起こる**肺動脈血栓塞栓症（PTE）**の総称です（図1）。

静脈血栓塞栓症は、超音波検査や造影CTなどの画像検査により確定診断されます。しかし、日常臨床において静脈血栓塞栓症の頻度はあまり高くありません。このため、臨床症状や理学所見などから**静脈血栓塞栓症を強く疑う場合には画像検査が優先**されますが、そうでない場合にはまず**D-ダイマー**を測定し、その多寡により画像検査を実施するかどうか判断します（図2）[1]。D-ダイマーは、診断の起点となる重要な検査です。

血管内腔での血液凝固反応活性化により静脈血栓塞栓症に

静脈血栓塞栓症の原因となる血栓は、下記3つの要因が組み合わされることにより形成されると考えられています。

①**長期の臥床や妊娠**などに伴い静脈の血流が停滞する

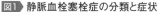

図1 静脈血栓塞栓症の分類と症状

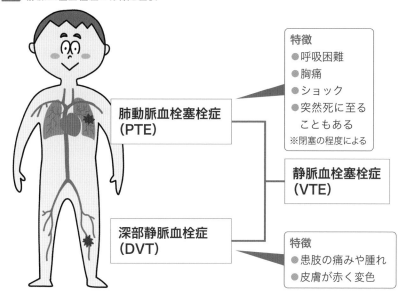

図2 静脈血栓塞栓症のうち深部静脈血栓症を診断するための手順

（文献1を参考に作成）

ような状態

②手術や外傷、感染症などの外的侵襲や留置カテーテルなどにより**血管内皮が傷害**される場合

③がんや脱水、あるいは血液凝固反応の制御因子が欠乏することで、**血液凝固能が高まる**ような状態

深部静脈などで血栓が生じる部位では、血管内皮細胞による血液凝固反応をコントロールするはたらきが損なわれており、**血液凝固反応が過度に活性化された**状態にあります。このため、血液凝固制御因子による調節を超えてさらに反応が進むと、大量のトロンビンが生成されます。その結果、**トロンビンによる血小板の活性化とフィブリンが生じる**ことにより、血栓が形成されます（p.32図 **静脈血栓塞栓症でD-ダイマーが増加するしくみ** -**A**）。

静脈血栓塞栓症は、本来は止血のために備わっている血液凝固反応が「血管内腔」で起こるために、血管を閉塞させ血栓症をもたらすのです。

D-ダイマーは、血栓の形成と分解の両方があるとき増加

血栓部位では、血栓の形成とほぼ同時に**血栓を分解しようとする反応**が起こります。この反応は「**線維素溶解反応（線溶反応）**」と呼ばれ、過剰な血栓を溶かすことによって血管の閉塞を防ぎ、血流を維持するために不可欠なものです。

線溶反応はフィブリン血栓上で反応が進む特徴をもち、この反応で生じたプラスミンが効率よくフィブリンを分解します。D-ダイマーは、血栓の主な成分であるフィブリンがプラスミンにより分解されることで生じた血液中の成分をとらえるものです（図 **静脈血栓塞栓症でD-ダイマーが増加するしくみ** -**B**）。

すなわち、静脈血栓塞栓症でD-ダイマーが増加するということは、血栓が形成され（凝固反応）かつ分解された（線溶反応）ことを意味するものです。言い換えれば、これら2つの反応のいずれかを欠いても、D-ダイマーは増加しません。

コラム
Column　　　血液凝固制御因子と血栓症

血液凝固制御因子は、トロンビンの働きをコントロールすることで不必要な血栓を生じないようにするしくみをもつタンパクです。血液凝固制御因子のうち、臨床的に特に重要なものとして、アンチトロンビン、プロテインCおよびプロテインSがあります。アンチトロンビンはトロンビンの作用を直接阻害しますが、プロテインCやプロテインSは血液凝固反応を調節することで生じるトロンビン量を最適化するものです。これらの因子が先天的に欠乏する

遺伝性血栓性素因は、静脈血栓症などを引き起こしやすいことが知られています。先天性プロテインS欠乏症のうち徳島型と呼ばれるヘテロ接合体（正常遺伝子と異常遺伝子の両方をもつ）は、日本人の100人に1人程度と頻度が高いことが明らかにされています。ただし、遺伝子異常があるからといって、血栓症を発症しない例も多くみられますので、血栓症のリスクを総合的に判断する必要があります。

（窓岩清治）

ほかにこの検査値などを確認!

図 静脈血栓塞栓症の際にD-ダイマーとともに確認したい検査値

血液凝固反応の活性化を知る
● TAT↑
● SF↑

フィブリンとフィブリノゲンの分解を知る
● FDP↑

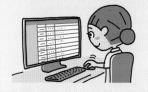

TATとSF
:トロンビンの量とはたらき具合がわかる

　トロンビン・アンチトロンビン複合体(TAT)と可溶性フィブリン(SF)は、ともに血液凝固反応の活性化をとらえるための検査です。TATは**トロンビンがどのくらいできたか**を知るための検査で、SFは生じた**トロンビンが実際に機能している程度**を知るための検査です(図 静脈血栓塞栓症の際にD-ダイマーとともに確認したい検査値)。トロンビンの量が多いほど、また、トロンビンがはたらいているほど、TATとSFは増加します。

　いずれも半減期が短いことや、D-ダイマーとは異なり**線溶反応の影響を受けない**(図3)[2]などの特徴をもっていますが、鋭敏であるがゆえに**採血手技などの影響を受けて偽陽性となる場合がある**ことにも注意する必要があります。

FDP:D-ダイマーとの組み合わせで
病態をさらに詳しく知る

　フィブリン・フィブリノゲン分解産物(FDP)はD-ダイマーと類似した検査で、多くの疾患で両者はほぼ同じような変動を示します。ただしFDPは、D-ダイマーとしてとらえられるフィブリンの分解産物だけでなく、**フィブリノゲンが分解されたものも合わせてとらえることができる**検査です(図4)[3]。

　このため、急性前骨髄球性白血病などで線溶反応が特殊なしくみで活性化されるような病態や、静脈血栓塞栓症に対して血栓溶解療法が実施された際には、**FDPがD-ダイマーに比べて著しく増加することがあります。**

図3 血液凝固・線溶反応の活性化をとらえる検査

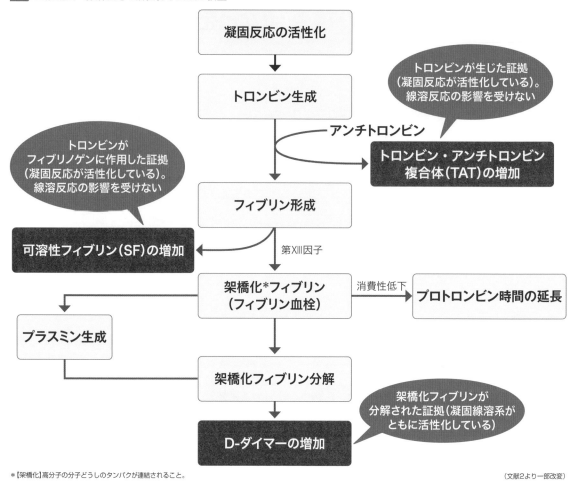

* **【架橋化】** 高分子の分子どうしのタンパクが連結されること。

（文献2より一部改変）

図4 FDPとしてとらえられるもの

① フィブリノゲンの分解（白血病などの特殊な病態）

Dドメイン—D–E–D
　　　　　　└ Eドメイン
プラスミン
により分解
D–E—D　　D
　　　　　E

フィブリノゲン
分解産物

FDPは、
この2つを合わせた
もの

② フィブリンの分解（静脈血栓塞栓症など）

プラスミン
により分解

D-ダイマー

（文献3より一部改変）

その他、どんなことに注意が必要？

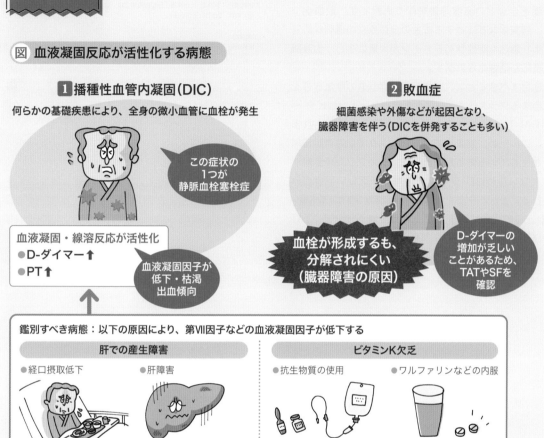

図 血液凝固反応が活性化する病態

1 播種性血管内凝固（DIC）

何らかの基礎疾患により、全身の微小血管に血栓が発生

この症状の
1つが
静脈血栓塞栓症

血液凝固・線溶反応が活性化
● D-ダイマー↑
● PT↑

血液凝固因子が
低下・枯渇
出血傾向

2 敗血症

細菌感染や外傷などが起因となり、
臓器障害を伴う（DICを併発することも多い）

血栓が形成するも、
分解されにくい
（臓器障害の原因）

D-ダイマーの
増加が乏しい
ことがあるため、
TATやSFを
確認

鑑別すべき病態：以下の原因により、第VII因子などの血液凝固因子が低下する

肝での産生障害	ビタミンK欠乏
●経口摂取低下　●肝障害	●抗生物質の使用　●ワルファリンなどの内服

播種性血管内凝固
:PT延長は、凝固因子の過剰消費と
産生障害のいずれでも起こる

　播種性血管内凝固（DIC）は、がんや感染症、造血器腫瘍などを基礎疾患として、血液凝固反応が全身性に著しく活性化する病態で、全身の微小血管に血栓が発生します。静脈血栓塞栓症はDICでみられる血栓症状の1つであることがあります。

　DICは、基礎疾患が治療されない限り血液凝固反応が活性化し続けるため、究極的には**血液凝固因子が消費されて低下・枯渇**します。プロトロンビン時間

（PT）は、半減期が最も短い血液凝固因子である第VII因子の活性を反映するため、**PTの延長をとらえることによりDICでみられる血液凝固因子の低下を簡便に知ることができます**（図3）。ただし、第VII因子がビタミンKにより機能をもつタンパク質として肝臓で産生されることにも注意しなければなりません。このため、PTの延長がみられる場合には、肝機能障害やビタミンKが欠乏するような状態、すなわち**経口摂取の低下や抗生物質の使用、ワルファリン**などの内服がPTを延長させる原因となり得ます（図 **血液凝固反応が活性化する病態** -**1**）。

敗血症:血栓ができていても、D-ダイマーの増加が乏しいことがある

　敗血症は、細菌感染や外傷などが起因となり呼吸・循環不全などの臓器障害を伴う病態です。敗血症では、病原体などに対する宿主の自然免疫の過剰な応答により急性炎症性サイトカインが大量に生じ、**血液凝固反応が活性化**されます。

　注目すべきことに、この病態ではtPAのはたらきを調節するプラスミノゲンアクチベーターインヒビター-1（PAI-1）が著増するために**線溶反応が抑制**されます。このため、敗血症では血栓により虚血性の臓器障害が生じているにもかかわらず、フィブリンの分解が進まないためにD-ダイマーの増加が乏しい現象がみられることがあります（図 **血液凝固反応が活性化する病態** - **2**）。この場合はD-ダイマーだけでは不十分で、TATやSFなどの凝固系検査を参考にするとよいでしょう。

〈引用文献〉
1. 日本循環器学会：肺血栓塞栓症および深部静脈血栓症の診断, 治療, 予防に関するガイドライン（2017年改訂版）. https://www.j-circ.or.jp/cms/wp-content/uploads/2017/09/JCS2017_ito_h.pdf（2022/10/25アクセス）
2. 窓岩清治：DICの新しい診断基準－臨床検査の重要性. 医学のあゆみ 2017；263(13)：1169-1175.
3. 窓岩清治：第Ⅱ章 止血機構. 日本血液学会編：血液専門医テキスト 改訂第3版. 南江堂, 東京, 2019：23-28.

〈参考文献〉
1. 窓岩清治：第Ⅱ章-3 凝固・線溶系 B 線溶と制御機構. 日本検査血液学会編：スタンダード血液学第3版 CD-ROM付. 医歯薬出版, 東京, 2014：62-68.

7 肝障害で、ASTとALTが上がるのはなぜ?

| 山田俊幸 |

検査データの
基礎知識

● AST、ALTは肝細胞内に存在する酵素

共用基準範囲[1] 【AST】13〜30U/L 【ALT】男性:10〜42U/L、女性:7〜23U/L

病態理解

1 だから検査値が変化する!
肝障害で起こっていること

図 肝障害におけるASTとALTの増加

この結果、
AST、ALTが
上がる

1 肝障害では
肝細胞がダメージを
受け……

2 肝細胞内に存在する
AST、ALTが流出し、
血管に流入

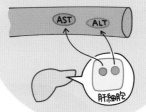

肝細胞にダメージを与える病態

● ウイルス性肝炎
● アルコール性肝炎
　（アルコール性肝障害）
● 薬剤性肝炎（薬剤性肝障害）
● 自己免疫性肝炎
● 肝がんなどの悪性腫瘍

● 胆道や膵臓の疾患により、胆汁
　のうっ滞から肝障害に及ぶもの
● 肝臓のウイルス以外の感染症
　（肝膿瘍など）
● 心臓の機能不全によるうっ血肝
● 脂肪肝

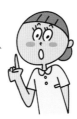

理解を深める
ポイント!
ALTが高いほど、
肝細胞が傷害されている

肝臓は、肝細胞と呼ばれる細胞が集まった臓器です。肝臓は、例えば栄養成分をつくるなどいくつかの大切な役目があります。じつは、「肝障害」というのはあいまいな用語で、広い意味をもっています。つまり、さまざまある肝臓のどの機能が障害されているかが肝障害を考える際には重要ですので[2]、それはp.43「3. その他、どんなことに注意が必要？」で解説します。

まずは、アスパラギン酸アミノトランスフェラーゼ（AST）やアラニンアミノトランスフェラーゼ（ALT）と肝臓の障害を関連づけるということで、広い意味の肝障害のうちの「肝細胞傷害」について述べます。

肝細胞傷害では、さまざまな酵素が細胞から流出する

肝細胞に限らず、細胞がダメージを受けると細胞の中にあった成分が細胞の外に出て、血液に流入することでその成分の血中濃度が上がります。理屈としては、その成分は何でもいいわけですが、検査として検出するとなると、酵素を測定することが最も効率がよく、肝細胞傷害であるかどうかを判断するうえで有利なため、検査項目として酵素が選ばれています（図 **肝障害におけるASTとALTの増加**）。

このように細胞の傷害で血中濃度が上がる酵素には、ASTとALTのほかに乳酸脱水素酵素（LDまたはLDH）や、クレアチンキナーゼ（CK）などがあります。

肝細胞にダメージを与える病態として、図 **肝障害におけるASTとALTの増加** にある「肝細胞にダメージを与える病態」が挙げられます。

ALTが高値であればあるほど、肝細胞がダメージを受けている

ASTとALTは、他の臓器の細胞と比較すると肝細胞に含まれる量が多く、特にALTは肝細胞に、より特異的とされています[3]。

したがって、**ALTが高値であればまず、「肝細胞傷害がある」**と考えてよいといえます。ALTは急性肝炎では何千単位までも上昇しますが、**その値が大きいほど多くの肝細胞が強くダメージを受けていることになります**。ALTの上昇は多くの場合、ASTの上昇を伴います（ASTとAITの関係は後述）。

ALTとASTのどちらが多いかで病態が予測できる

さて、「ALTが肝細胞に特異性が高いなら、ASTをみなくてもいいのでは？」と思うかもしれませんが、この2つの関係をみることが**病態アセスメント**にとても大切なのです[4]。

肝細胞のなかにはASTのほうが多く含まれ、**肝細胞傷害のごく初期では"AST＞ALT"となります**。ただし、**傷害が続くと"ALT＞AST"となります**。これは、**ALTのほうがASTより血中にとどまりやすいからです**。そのほか、AST＞ALTまたはALT＞ASTとなる場合として、**表1**のような疾患が挙げられます。

肝硬変にまでなると肝細胞から逸脱する酵素の量が著減し、肝細胞が再生されるという要素が加わるため、**AST＞ALT**の関係になります。この場合はAST、ALTの値はそれほど高くなりません。

表1 ▶ ASTとALTの関係と疾患

ASTとALTの関係	疾患
①AST＞ALT	●肝障害のごく初期 ●アルコール性肝障害 ●肝硬変　など
②ALT＞AST	●肝障害が持続 ●急性肝炎（ごく初期以外） ●慢性肝炎 ●脂肪肝　など

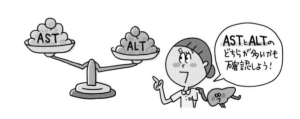

肝硬変では、AST、ALTの値はそれほど高くならない

ASTとALTのどちらが多いかも確認しよう！

＋α要チェック

2 ほかにこの検査値などを確認！

図 **肝細胞の原因を考えるときに確認したい検査値**

肝炎ウイルス関連
- HA抗体↑
- HBs抗原↑
- HCV抗体↑

他の感染症
- サイトメガロウイルス抗体↑
- EBウイルス抗体（VCA-IgMなど）↑

> 血液培養も行われる

薬剤性肝障害
- 薬剤リンパ球刺激試験(DLST)陽性

アルコール性肝障害
- γGT↑
- 糖鎖欠如トランスフェリン↑

脂肪肝
- コレステロール↑
- 中性脂肪↑

肝細胞がん
- AFP↑
- PIVKA Ⅱ↑

転移性腫瘍
- CEA↑

図 **他の細胞・臓器疾患がないかを確認するための検査値**

ALT≦100U/Lで、ASTとLDが上昇している場合

肝細胞傷害
- LD/AST＜5

他の細胞・臓器疾患
- LD/AST≧5

図 **胆汁排泄悪化で変化する検査値**

- γGT↑　● ALP↑　● ビリルビン↑

> 黄疸として現れる

肝細胞のダメージの原因を知るための検査値

　肝細胞のダメージが何によって起こっているかを知るために、以下の検査が行われます（図 **肝細胞の原因を考えるときに確認したい検査値** ）。

　ウイルス性肝炎のチェックのために、「HA抗体」「HBs抗原」「HCV抗体」などをまず検査します。他のウイルスとして、サイトメガロウイルス、EBウイルスなどの抗体が検査される場合もあります。脂肪肝がらみではコレステロールや中性脂肪の値が高くなり、アルコール性ではγGTがかなり高くなります。また、原発性肝がんではα-フェトプロテイン（AFP）、消化管腫瘍の転移ではがん胎児性抗原（CEA）という腫瘍マーカーが高値となります。

γGT 、ALP 、ビリルビン高値は、胆汁排泄が悪化

　肝臓の機能の1つに胆汁をつくって排泄することが

あります。

　肝細胞がダメージを受けるとこの流れが悪くなり、本来胆汁中に多い成分の値が、血中で高くなります。γGTとALPが、それにあたります。

　胆汁の流れがさらに悪くなると、ビリルビン（直接型）が高くなり、黄疸として目にみえるようになります。ASTやALTが高いだけでは、だるいといった不定愁訴だけですので、黄疸の見きわめは重要です（図 **胆汁排泄悪化で変化する検査値** ）。

ASTが高いときに見たい、LD/AST

　AST、ALT以外の逸脱酵素にも注意してみましょう。

　LDは肝細胞に多く含まれ、肝細胞の傷害に応じて高い値になります。ただし、LDは身体を構成するほとんどの細胞に存在するため、肝細胞傷害以外でも高くなります。

　ASTも、実は肝細胞以外にも存在しますが、実際

に値が高くなる病態は、筋肉の傷害、赤血球の破壊などです。そこで、**ALTが100U/L以下など上昇度が低いとき**で、ASTとLDが上昇している場合、もし、**LD/AST＜5であれば肝細胞傷害が主**、そうでなかったら他の細胞・臓器の疾患も考えるべきです（図 **他の細胞・臓器疾患がないかを確認するための検査値**）。その理由は、肝細胞には比較的ASTが多いためです。例えば、溶血性疾患ではこの比は10以上になりますし、筋疾患でも高くなります（筋疾患では、筋肉に多いCKが高値になることが参考になる）。

LDがめだって高値の場合は、悪性腫瘍の存在が疑われます。

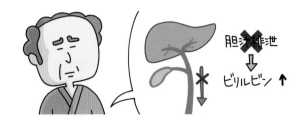

胆汁排泄 ✕
↓
ビリルビン ↑

その他、どんなことに注意が必要？

表 肝障害の各病態および、指標となる検査とその変化

病態	指標となる検査	関連する主疾患	
細胞傷害	● AST↑ ● ALT↑ ● LD↑	● ウイルス性肝炎 ● 薬剤性肝障害 ● アルコール性肝障害 ● 脂肪肝 ● うっ血肝	新たな障害の可能性
タンパク合成能低下	● アルブミン↓ ● コリンエステラーゼ↓ ● 総コレステロール↓ ● プロトロンビン時間↑	● 慢性肝炎 ● 肝硬変 ● 肝不全	腹水・出血に注意
胆汁うっ滞	● 直接(抱合型)ビリルビン↑ ● ALP↑ ● γGT↑	● 閉塞性黄疸 ● 体質性黄疸 ● 原発性胆汁性胆管炎	黄疸に注意
尿素回路不全	● アンモニア↑	● 肝不全	上昇すると脳症に
抱合能不全	● 間接ビリルビンと直接ビリルビンとの比↑	● 肝不全	間接型が増えると危険
線維化	● 血小板数↓ ● 線維化マーカー↑ ● γグロブリン↑	● 肝硬変	血小板数に特に着目

(文献2より一部改変)

肝臓の病気が重くなると、さまざまな検査異常がはっきりしてきます。最も恐れるのは、**重症肝炎、劇症肝炎、非代償性肝硬変などの重度の肝不全**と呼ばれる状態で、脳症や出血により生命を脅かす状態です。**表 肝障害の各病態および、指標となる検査とその変化** に、肝臓の機能ごとの重症化へのサインをまとめました[2]。

細胞障害
:ASTとALTの再上昇に注意

ASTとALTが落ち着いたところから再上昇したら、新たな障害を意味します。しかし、肝細胞が広くダメージを受け続けていて肝細胞の新生のない重症の状態では、この両者がきわだって上昇することはないと理解してください。つまり、ASTとALTの両者が低値だからといって状態が落ち着いていると勘違いして

はならず、**常に再上昇しないかの観察が必要**です。

タンパク合成能低下
:アルブミン減少による腹水や出血に注意

肝臓のタンパク合成能が低下すると、**アルブミンが低下**し、そのことが原因で**腹水**が生じます。コリンエステラーゼやコレステロールも低値になりますが、全身状態には目に見える影響はありません。また、凝固因子がつくられなくなり、**出血**をきたします。

肝臓のタンパク合成能を測定するための検査としては、プロトロンビン時間(PT)で評価します。この検査結果は秒数で得られるものですが、重症肝疾患では正常の何%であるか(プロトロンビン活性)に置き換えて評価されます(実際の変化の例は、**表2-②**)。

表2 薬剤性肝障害から肝不全へ進展した患者のデータ

検査データ	薬剤性肝障害発症時	肝不全進展時
白血球数(×10³/μL)	10.8	3.1
ヘモグロビン(g/dL)	10.6	7.8
血小板数(×10³/μL)	15.5	5.6
プロトロンビン活性(%)	55	11
AST(U/L)	3200	220
ALT(U/L)	5000	190
LD(U/L)	8800	600
ALP(U/L)(JSCC)	660	720
γGT(U/L)	575	795
アルブミン(g/dL)	2.8	1.1
総ビリルビン(mg/dL)	11.0	25.0
直接ビリルビン(mg/dL)	8.9	10.5
血清尿素窒素(mg/dL)	28	7
クレアチニン(mg/dL)	0.85	1.10
アンモニア(μg/dL)	61	158

着目したいポイント

①血小板数↓

②プロトロビン活性↓

③間接ビリルビン/直接ビリルビン↑
（薬剤性肝障害発症時は0.24、肝不全進展時は1.38）
※間接ビリルビン＝総ビリルビン－直接ビリルビン

④アンモニア↑

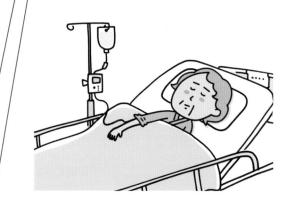

胆汁うっ滞:黄疸に注意

　胆汁うっ滞は黄疸を引き起こしますが、その程度に応じてビリルビンの値が高くなります。ビリルビンの種類としては、直接型(抱合型、後述)が優位に高くなります。また、γGTとALPも著増します。

尿素回路不全
:アンモニア蓄積による脳症に注意

　アンモニアはタンパクが分解してできるもので、肝細胞が無毒化して血清尿素窒素(BUN)に変えます。この能力も重度肝障害で侵され、アンモニアが上昇し、脳症をきたします(実際の変化の例は、**表2-④**)。

　脳波検査では三相波という特徴的な変化がみられます。アンモニアの上昇とBUNの低下は裏腹のできごとですが、**BUNは腎機能不全で上昇しますので、肝不全で必ず低値というわけではありません。**

抱合能不全
:間接ビリルビン優位の上昇に注意

　ビリルビンには間接型と直接型(抱合型)があり、肝細胞が間接型を取り込んで、直接型に変換して胆汁に排泄します。急性肝炎や胆道疾患では直接型が上昇しますが、肝不全になるとこの変換が不能になり、間接型優位の黄疸になります。間接型が優位になってくるのは危険なサインです(実際の変化の例は、**表2-③**)。

　検査として測定しているのは、総ビリルビンと直接ビリルビンで、間接型が報告されないことがあります。間接ビリルビンは、「総ビリルビン－直接ビリルビン」で求められるため、間接ビリルビンを意識するようにしましょう。

線維化
:肝硬変による血小板数低下に注意

　肝臓の障害が長引くと肝硬変という肝臓が線維で置き換わった状態になり、肝臓を通る血流が妨げられ、

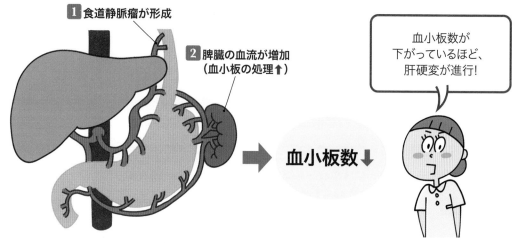

図1 肝硬変における血小板数低下

1 食道静脈瘤が形成

2 脾臓の血流が増加
（血小板の処理⬆）

➡ 血小板数⬇

血小板数が
下がっているほど、
肝硬変が進行！

側副血行路という肝臓をバイパスした流れになります。それにより腹壁の静脈が怒張し、**食道に静脈瘤ができます**（**図1-1**）。脾臓にも血流が増え、そこで血小板が処理されるため、**血小板数減少をきたします**（**図1**、実際の変化の例は**表2-②**）。

したがって、慢性肝炎から肝硬変への進展、肝硬変の重症化を追いかけるのは血小板数が最も重要な指標になります。線維化が進むとγグロブリンが増加し、血清タンパク分画という検査で特徴的なパターンにな

ります。線維化を直接示唆する検査項目（肝線維化マーカー）も検査されますが、特殊検査の部類です。

〈引用文献〉
1.日本臨床検査医学会ガイドライン作成委員会編：臨床検査のガイドライン JSLM2021
　検査値アプローチ／症候／疾患. 日本臨床検査医学会，東京，2021.
2.山田俊幸：技術講座 生化学 シリーズ 生化学検査の基本・2 肝機能検査. 検査と技術
　2019；47(10)：1188-1193.
3.山田俊幸：5章 酵素検査. 河合忠監修，山田俊幸，本田孝行編：異常値の出るメカニズム
　第7版. 医学書院，東京，2018：87-104.
4.嶋田昌司，松尾収二：AST・ALTの異常と病態. 臨床検査 2013；57(12)：1485-
　1490.

コラム
Column　ALP（アルカリホスファターゼ）の値の変更

　糖尿病のコントロール指標であるHbA1cの数値が、世界標準に合わせることによって0.4%変わったことを覚えているでしょうか。検査値の変更は大きな影響をもたらすものです。それに匹敵する変更として、ALP（アルカリホスファターゼ）の値が大きく変わりました。2021年には、どの施設でもおおよそ変わったと思われます。値の変更とともに基準範囲も変更されますので、データを見る場合は基準範囲に照らし合わせればいいのですが、変更前後で値を比べるときには注意が必要です。この変更により、値がおおよそ3分の1になりました。変更の理由は、HbA1cと同様に世界標準に合わせたことによります。日本は、専門学会［この場合は日本臨床化学会（Japan Society of Clinical Chemistry：JSCC）も試薬メーカーも優秀で、独自にALPの測定法を定めていて国内では問題なかったのですが、いまは臨床治験が国際的に行われるようになり、治療の評価を一定にするという理由で、やむなく国際臨床化学

連合（International Federation of Clinical Chemistry and Laboratory Medicine：IFCC）の世界標準に合わせることになったわけです。

　この機会に、検査の値はどのように決められているか簡単に説明しておきます。国内外で同じ検査値を使うには、値の元になる物質（標準測定法）と同じ値を得るための測定法（標準測定法）が必要です。国内外の権威ある機関や学会によってそれらが定められ、実際にどの国、どの施設、どの試薬でも同じ値が得られることが確認された場合に、その検査は標準化された、となります。共用基準範囲が設定されている検査項目は、この標準化が達成された項目といってよく、つまりは、どこでも検査値を共有して患者さんの状態を評価することができます。一方で、標準化されておらず共用基準範囲が設定されていない検査項目については、施設や試薬ごとに提示・表示された基準範囲を物差しに評価することになります。

（山田俊幸）

急性膵炎で、AMYが 上がるのはなぜ?

| 三宅一徳 |

検査データの
基礎知識

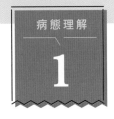

●アミラーゼ(AMY)は唾液腺(耳下腺など)と膵臓が分泌する消化酵素

共用基準範囲[1] 44〜132 U/L

病態理解

1

だから検査値が変化する!
急性膵炎で起こっていること

図 急性膵炎においてAMYが上がるしくみ

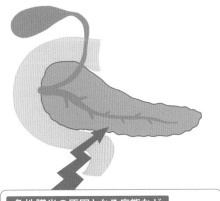

膵腺房細胞障害と膵液逆流により
血中に膵酵素が流入

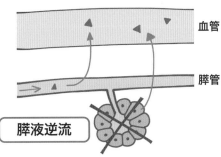

血管

膵管

膵液逆流

膵腺房細胞障害

急性膵炎の原因となる病態など

●アルコール
●胆石
●脂質異常症
●高カルシウム血症

●ウイルス感染
　(ムンプスなど)
●内視鏡的逆行性胆管
　膵管造影(ERCP)

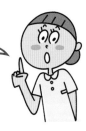

理解を深める
ポイント!

膵腺房自体の破壊や膵液のうっ滞・
逆流により、膵腺房細胞が産生する
消化酵素であるアミラーゼが増加する

膵臓は、タンパク質・脂質・糖質など、多様な栄養素を消化する酵素を分泌する臓器です。膵の腺房細胞で合成された酵素やその前駆物質は膵管を通り、胆汁が流れる総胆管と合流して十二指腸に排出され、食物成分を消化して栄養分の吸収を補助します。アミラーゼ（AMY、正式名称はαアミラーゼ）は膵腺房細胞が産生する代表的な消化酵素で、食物中の成分のうちデンプンやグリコーゲンなどの多糖類を分解します。

急性膵炎ではさまざまな膵酵素が血中で増加する

急性膵炎は、アルコールの過飲や胆石による膵液の流出障害などを成因として発症する膵臓の急性炎症です。急激な腹痛発作を主訴とする急性腹症の1つとして重要な疾患です。

急性膵炎では、**消化酵素を分泌する腺房細胞自体の破壊や膵液のうっ滞・逆流により、多くの膵酵素が血中に流入**します。このため、急性膵炎では血中AMYが高値となります（図 **急性膵炎においてAMYが上がるしくみ**）。

さらに、重症膵炎では、本来膵臓内では活性を示さないタンパク質、脂質などの分解酵素（**表1**）が膵内で活性化し、膵臓自体を消化するとともに、多様な炎症惹起物質が産生されて多臓器不全を引き起こし、生命にかかわる状態となります。

また、慢性膵炎や膵がんなど膵細胞障害を起こす病態でも血中AMYは上昇しますが、急性膵炎に比して軽度の増加にとどまります。

AMYが上がるのは膵炎だけじゃない

AMYは古くから膵障害の指標として広く使われてきましたが、膵機能検査としてはあまりよい検査ではありません。その理由は、**膵障害以外の多様な要因で血中AMYは高値となる**からです（**表2**）。

唾液腺型AMYの増加に注意

特に問題となるのは、**唾液腺由来のアミラーゼ**です。唾液腺由来のAMYは、流行性耳下腺炎（ムンプス）のような唾液腺の炎症で著しく高値を呈するほか、卵管、肝、肺、心筋、横紋筋、腎、小腸、乳腺、甲状腺、脂肪組織、形質細胞、汗腺など、多様な臓器や細胞で発現しており、さまざまな病態で血中に増加することがあります。

表1 主な膵外分泌酵素と生理的機能、急性膵炎時の動態

酵素名	活性*	生理的機能	急性膵炎時の動態
αアミラーゼ	○	多糖類の消化	—
リパーゼ	○	中性脂肪の消化	脂肪壊死
ホスホリパーゼA2	×	リン脂質の消化	膵実質破壊、プロスタグランジン活性化→炎症
トリプシン	×	タンパク質の消化	膵実質破壊
キモトリプシン	×	タンパク質の消化	膵実質破壊
エラスターゼ1、2	×	エラスチンの消化	血管（エラスチン）の破壊
カリクレイン	×	（キニン産生）	キニン活性化→浮腫、ショック
プラスミン	×	（フィブリン分解）	線溶亢進、出血

＊ 膵分泌時の活性有無：×は活性のない前酵素として分泌され十二指腸中で活性型となる。

表2 血清アミラーゼ活性が増加する病態

膵疾患	●膵炎（急性・慢性） ●膵外傷（手術、ERCPを含む） ●膵腫瘍
肝・胆道疾患	●胆石症（膵管閉塞） ●肝炎
消化管疾患	●消化管穿孔 ●腸間膜動脈閉塞 ●虫垂炎
婦人科疾患	●子宮外妊娠破裂 ●骨盤感染
唾液腺疾患	●唾液腺の炎症（ムンプスを含む） ●唾液腺腫瘍
膵以外の腫瘍性病変	●卵巣、前立腺、肺、食道がんなど
その他	●腎不全 ●マクロアミラーゼ血症 ●妊娠 ●火傷 ●薬剤性（オピオイド、ステロイド） ●腹部手術後 ●アシドーシス

唾液腺型・膵型AMYの分別

　唾液腺型と膵型のAMYは分子構造が異なっており、両者を区別して測定することが可能です。迅速検査には、唾液型AMYの活性を特異的に阻害して、膵型AMYの活性のみを測定する**膵型AMY活性測定**が広く利用されています。

　また、膵型と唾液腺型の分画比を調べる**アミラーゼアイソザイム検査**もありますが、時間を要する検査であり、院内検査室で実施していない施設も多いので、迅速診断には向きません。

腎機能障害とマクロアミラーゼにも注意

　AMYは比較的分子サイズが小さい酵素なので、血中のAMYは腎糸球体で濾過されてすみやかに尿中に排泄されます。このため、**急性膵炎で血液中に増加したAMYは半減期2時間程度ですみやかに低下してしまいます**。一方、**腎不全の患者さんは糸球体からの排泄能が低下しているため、AMYは血液から尿に排泄されず血中AMYが高値となります**。

　同様に、尿中へのAMY排泄低下により、血中AMY

が高値となる状態として**マクロアミラーゼ**があります。マクロアミラーゼは、血液中のAMYに自分の免疫グロブリンが結合したもの（免疫グロブリン結合アミラーゼ）で、分子サイズが大きくなって腎糸球体の分子ふるいを通過できず血液中にAMYが貯留し、血中AMYが高値となります。マクロアミラーゼは病態とは無関係に健康なヒトにもしばしば認められ、膵障害と誤認される危険性があります（**図1**）。

　確認には先のアイソザイム検査が有効で、異常パターンを確認できます（**図2**）。アイソザイム検査は時間がかかるため、迅速に確認したい場合にはAMYの尿中排泄度（クリアランス）をクレアチニン・クリアランスと比較するアミラーゼ・クレアチニン・クリアランス比（ACCR：amylase creatinine clearance ratio）で評価します。ACCRは血中、尿中のAMYとクレアチニンを測定し、

$$ACCR（\%）＝（尿中AMY×血清クレアチン）÷ \\ （血清AMY×尿中クレアチン）×100$$

として求めます。健常者のACCR値は1〜3％ですが、マクロアミラーゼでは1％以下で尿中排泄低下が確認できます。

図1 腎機能障害とマクロアミラーゼによる高アミラーゼ血症

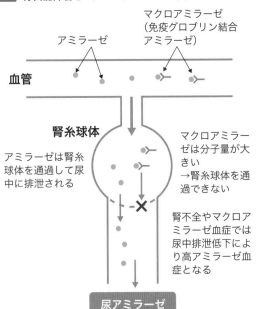

図2 アミラーゼアイソザイム検査

アミラーゼアイソザイム検査

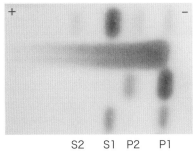

S型著増
（耳下腺炎）
マクロアミラーゼ血症
P型著増
（急性膵炎）
コントロール血清

S2　　S1　P2　　P1

アイソザイム検査ではアミラーゼは膵（P）型、唾液腺（S）型に分画されるが、マクロアミラーゼでは異常分画所見を認める

＋α要チェック 2 ほかにこの検査値などを確認！

図 膵障害を確認するための検査

- リパーゼ
- 膵型アミラーゼ(P-AMY)
- エラスターゼ1

図 アミラーゼの非特異的増加の除外

- アミラーゼアイソザイム
- 尿中アミラーゼ
- 血清・尿中クレアチニン
  （アミラーゼ・クレアチニン・クリアランス比）

図 急性膵炎の成因を知る検査

- γGT
- ALP
- 総・直接ビリルビン
- AST
- ALT
- 中性脂肪
- 総(LDL/HDL)コレステロール
- 血清カルシウム
- 血糖
- 免疫グロブリン(特にIgG4)

図 合併症・重症度判定のための検査

- 末梢血血算：白血球数と分画、血小板数
- 凝固機能検査
- LD
- 腎機能(BUN、クレアチニン)
- 電解質と血液ガス分析
- CRP
- プロカルシトニン
- 血液培養

図 膵がん合併有無の確認

- 膵腫瘍マーカー
  ▸ CA19-9
  ▸ Dupan-2
  ▸ CEAなど

まずは膵障害の確認とAMY非特異的増加の除外を

　前述したようにAMYは臓器特異性が低いため、まずは膵障害かどうかの確認が必須です。急性膵炎診療ガイドライン[2]では膵障害を疑う場合には、膵特異性の高いリパーゼ測定をまず行うべきとしています。リパーゼが迅速に測定できない施設では膵型AMYを、それもできない場合にAMYを測定するとしており、急性膵炎診断についてAMYがあまり有効な検査でないことがわかります。先に示したマクロアミラーゼでは膵型AMYも高値となることがありますので、病態に一致しない上昇例ではアミラーゼアイソザイムやACCRの確認が必要です。

　膵酵素の1つであるエラスターゼ1は膵障害による上昇が長く続く特性があり、発症から時間が経ってから来院した膵炎例の補助診断に用いられています。

膵障害の成因を知る検査

　膵疾患では腹部エコー、CT、MRI、内視鏡的逆行性胆管膵管造影(ERCP)などの画像診断と血液検査を合わせて成因を確認します。

　急性膵炎では、主要な成因はアルコール過飲と胆石症です。

　胆石による急性膵炎では、肝機能検査のうち肝細胞障害を示すALTや胆道系酵素であるALP、γGT、胆汁うっ滞を示すビリルビンの上昇を認めます。また、常習飲酒者ではγGTが高値を示すことにも注意が必要です。その他に、脂質異常症や高カルシウム血症も急性膵炎の原因となるのでチェックを行います。

　慢性膵炎では、急性膵炎様の腹痛発作時に血中膵酵素の上昇を認める場合があります。鑑別は画像診断が主体となりますが、特殊型である自己免疫性膵炎では血中のIgG濃度の増加(IgG≧1,800mg/dL)に加え、IgG4サブクラスの増加(IgG4≧135mg/dL)が特徴的です[3]。

また、膵がんや近接臓器の悪性腫瘍が膵炎様の腹痛発作をきたす場合もありますので、症例により膵腫瘍マーカー測定の実施を考慮します。

重症度は臓器不全や敗血症の有無で評価

　急性膵炎は、短期間の絶食・輸液で回復する軽症例から、膵・周囲組織の壊死や敗血症を合併して死に至る重症例までがあります。このため**重症度の評価が重要**です。AMYなど膵酵素の値は重症度と関連しませんので、血算、凝固機能検査、腎機能、電解質、**血液ガス分析**、**C反応性タンパク（CRP）**など多くの検査により、臓器不全の有無を評価します。

　また、敗血症の合併が疑われる例では、敗血症マーカーである**プロカルシトニン**の測定や**血液培養検査**を実施します。

> アミラーゼは臓器特異性が低いため、まずは膵障害かどうかの確認の検査が必要です

　マクロアミラーゼは、血中のアミラーゼに自己の免疫グロブリンが結合して大分子化したもので、持続性高アミラーゼ血症の20%程度を占める高頻度な病態です。このような血中酵素への自己免疫グロブリンの結合は、他の酵素でもみられる現象です。この現象は、免疫グロブリンが結合した酵素の、見かけの大分子量化をとらえて「マクロ酵素」と呼んだり、電気泳動法によるアイソザイム分画で分画異常を呈することから「酵素アノマリー」とも呼ばれます。アミラーゼのほか、乳酸脱水素酵素（LD）、クレアチニンキナーゼ（CK）、アルカリホスファターゼ（ALP）で比較的高頻度にみられ、多くは血中酵素のクリアランス低下により検査値が異常高値となることを契機として発見されます。

　免疫グロブリン結合酵素の大部分は特定の病態とは無関係で、健康人にも0.1〜0.5%の頻度でみられ、高齢者ほど出現率が増加する傾向があります。唯一、病態との関連が報告されているのはALP結合例で、潰瘍性大腸炎患者の10〜20%に観察されることが知られています。これ以外の免疫グロブリン結合酵素には臨床的意義は乏しく、むしろ酵素活性の見かけの高値により病態診断の過誤につながる状態としての注意が必要です。例えば、免疫グロブリン結合CK（マクロCK）は、しばしば心筋型CK（CK-MB）活性の偽高値をきたし、急性心筋梗塞疑診の原因となります。酵素の真の増加との鑑別には、前述の電気泳動法によるアイソザイム分画の確認のほか、アミラーゼとリパーゼ、CKとトロポニンTなど、臨床的意義が類似した検査項目を併用して病態診断をしていくことが有効です。

（三宅一德）

ここが危ない！ 3 その他、どんなことに注意が必要？

図 急性膵炎の際に注意したいこと

① バイタルサイン
- ●ショック
- ●乏尿
- ●呼吸不全

② 脳神経症状
- ●意識障害

③ 腹部症状
- ●腹部膨満
  （イレウス、腹水）

④ SIRS（以下の2項目以上）
- ●体温＞38℃または＜36℃
- ●脈拍＞90回/分
- ●呼吸数＞20回/分またはPaCO₂
  ＜32Torr
- ●白血球数＞12,000または＜
  4,000/μL
  または幼若顆粒球＞10%

バイタルサインの経時的評価

　急性膵炎の臨床症候は多彩なため、**バイタルサイン、脳神経症状、腹部症状の経時的評価**が必須です（ 図 **急性膵炎の際に注意したいこと** ）。

　また、敗血症の合併を含めた多臓器不全の早期警戒因子として、**全身性炎症反応症候群（SIRS）**の診断基準に基づく評価も広く行われています。これは、炎症による高サイトカイン血症に対する生体反応を簡便にスクリーニングする判断指標です。

予後因子となる検査所見

　急性膵炎の重症度判定で予後因子として使われる臨床検査は、**表3**に示すものがあります。Base excess（BE）の低下は循環不全を、PaO₂（動脈血酸素分圧）低下は呼吸不全を示す指標であり、血清尿素窒素（BUN）やクレアチニンの上昇は腎不全を、血小板減少は出血や播種性血管内凝固（DIC）などの消費性凝固障害を、血清乳酸脱水素（LD）活性の増加は臓器破壊をそれぞれ反映した変化です。

　低Ca血症は、脂肪分解酵素によって壊死した脂肪組織から脂肪酸が遊離し、これにカルシウムイオンが結合して取り込まれるために生じます。CRPの上昇やSIRSは、強い炎症への反応を示します。

　予後因子は3つ以上で重症と判断しますが、実際には造影CT検査による膵壊死や周囲組織への炎症性変化の広がりとを合わせた評価が行われます。

表3 急性膵炎重症度判定基準における予後因子

1. BE≦－3mEq/L、またはショック
   （収縮期血圧≦80mmHg）　**循環不全**
2. PaO₂≦60mmHg（room air）、
   または呼吸不全（人工呼吸管理が必要）　**呼吸不全**
3. BUN≧40mg/dL（またはCr≧2.0mg/dL）、
   または乏尿（輸液後も≦400mL/日）　**腎不全**
4. LDH≧基準値上限の2倍　**臓器破壊**
5. 血小板≦10万/μL　**出血・DIC**
6. 総Ca値≦7.5mg/dL　**脂肪壊死**
7. CRP≧15mg/dL
8. SIRS診断基準における陽性項目数≧3　**強い炎症反応**
9. 年齢≧70歳

予後因子は各1点。3点以上が重症。　（文献2より一部改変）

〈引用文献〉
1. 三宅 一德：アミラーゼとリパーゼを読む. 臨床検査 2017；61（6）：742-749.
2. 高田忠敬編：急性膵炎診療ガイドライン2021 第5版. 金原出版, 東京, 2021.
3. 日本膵臓学会・厚生労働省難治性膵疾患に関する調査研究班：報告 自己免疫性膵炎臨床診断基準2011. 膵臓 2012；27（1）：17-25.

⑨ 慢性腎臓病で、カリウム（K）が上がるのはなぜ?

| 岩津好隆 |

検査データの基礎知識
- ●カリウム(K)は、細胞の浸透圧の維持、酸塩基平衡、神経機能、心機能などに関与する
- 共用基準範囲[1] 【K】3.6～4.8mmol/L

病態理解 1

だから検査値が変化する!
慢性腎臓病で起こっていること

図 慢性腎臓病でKが上がるしくみ

1 腎臓からのカリウム排出が低下

2 細胞内へのカリウム取り込みが低下

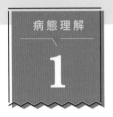

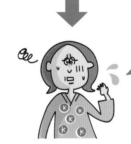

この結果、
Kが上がる
(詳しくは、p. 55図2・図3参照)

理解を深めるポイント!

代謝性アシドーシスやCl高値/糖尿病にも注意

血清K濃度の調節機構
❶尿による排泄

腎臓（尿）からのカリウム（K）排泄を調整しているのは、主に**アルドステロン**と、**遠位尿細管へのナトリウム（Na）と水の到達量**です（図1-①）。遠位尿細管において、アルドステロンにより尿中にKが排出されます。また、遠位尿細管でのK排出は、Na再吸収と連動し、尿細管腔の流量（水）によって変動します。

そのため、アルドステロンの産生を低下させるレニン・アンジオテンシン系阻害薬（ACE阻害薬、ARB）やアルドステロンの作用を阻害するアルドステロンブロッカー（スピロノラクトン〈アルダクトン®など〉、エプレレノン〈セララ®〉、エサキセレノン〈ミネブロ®〉）を内服している場合、脱水や急激な塩分（NaCl）制限などの結果、遠位尿細管へのNaと水の到達量が減少した場合は、腎臓からのK排泄が減少し高K血症をきたしやすくなります[2,3]。

血清K濃度の調節機構
❷インスリンなどによる
##　　細胞内への取り込み

食事で吸収したKの量に応じて腎臓はKの排泄を増加させますが、すぐに排泄することはできず、吸収したKの量と同じ量のKを排泄するまでに4時間程度かかってしまいます。その間、**血液中のK濃度が上昇しないように、細胞内（筋肉、肝臓、赤血球など）にKを取り込む機構**がはたらきます。

具体的には、食事をすれば血液中の**インスリン**が増加します。インスリンは血糖の上昇を抑えるだけでなく、**細胞内へのKの取り込みを増加**させ、腎臓でのK排泄が増加するまでの間の時間稼ぎをします。また、運動をすると筋肉（骨格筋）からKが血液中に漏れてしまいますが、血液中の**カテコールアミン増加（β_2受容体刺激）**によって細胞内へのKの取り込みを増加させ、インスリン同様に血清K濃度の上昇を防いでいます（図1-②）[3]。

図1　正常時の血清K濃度低下のしくみ

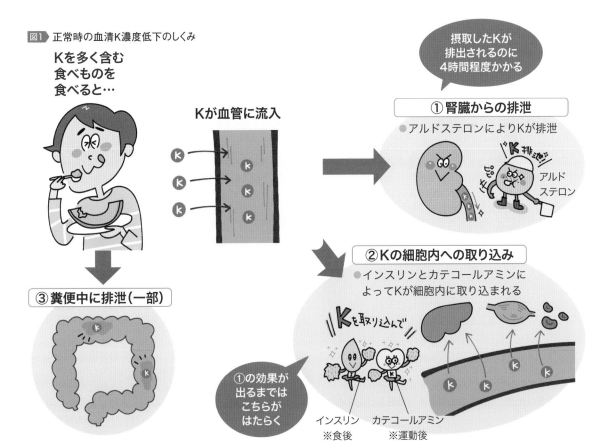

Kを多く含む
食べものを
食べると…

Kが血管に流入

摂取したKが
排出されるのに
4時間程度かかる

①腎臓からの排泄
●アルドステロンによりKが排泄

アルドステロン

②Kの細胞内への取り込み
●インスリンとカテコールアミンによってKが細胞内に取り込まれる

Kを取り込んで

①の効果が
出るまでは
こちらが
はたらく

インスリン
※食後

カテコールアミン
※運動後

③糞便中に排泄（一部）

代謝性アシドーシスがあると、細胞内へKを取り込む力が低下

慢性腎臓病では、腎臓からKを排泄する能力が低下するため高K血症をきたしますが、一般的には腎臓の機能、つまり糸球体濾過量（GFR）が15〜20mL/分/1.73m^{2}未満になるまで高K血症になることはほとんどありません。しかし、代謝性アシドーシスが存在すると、腎臓からKが排泄されるまでの間にはたらく、細胞内へKを取り込む力が低下します。そのため、Kを多く含む食べもの（メロンなど）や飲み物を摂取すると血清K濃度が上昇します（図2）。つまり、代謝性アシドーシスが存在すると血清K値が上昇しやすくなります。

代謝性アシドーシスは、慢性腎臓病の15%にみられ、その頻度は慢性腎臓病ステージG2（GFR60〜89mL/分/1.73m^2）では7%、ステージG4（GFR15〜29mL/分/1.73m^2）では37%と、GFR低下とともに増加します[4]。一方で、腎機能が低下するにしたがい腎臓からのK排泄は低下しますが、大腸からの排泄は増加します[2,3]。つまり、便秘は糞便による体外へのK排泄を低下させるため、便秘があると高K血症を増悪させる可能性があり、逆に便通を改善させれば血清K低下につながる可能性があります。

糖尿病をもつ慢性腎臓病では、インスリンとアルドステロンの作用が低下

糖尿病性腎症を含む、併存症として糖尿病を合併した慢性腎臓病では、インスリンが絶対的または相対的に不足しています。それに加えて、アルドステロンが腎臓に作用しにくくなり、その結果、腎臓からのK排泄低下と尿細管性アシドーシス[*1]（IV型）を引き起こすことがあります。したがって、糖尿病をもつ慢性腎臓病ではインスリンの作用低下と尿細管性アシドーシスにより細胞内へのKの取り込みが減少し、さらにアルドステロンの作用低下による腎臓からのK排泄低下が加わり、よりいっそう高K血症をきたしやすくなります（図3）。また前述のように、便秘があると糞便による体外へのK排泄が低下し、高K血症が増悪する可能性があります。

*【尿細管性アシドーシス】尿細管の障害により、アシドーシスを呈する。血清K値が高いものをIV型と呼ぶ。

コラム Column 食後高カリウム（K）血症とサルコペニア

食事の影響を主に受けるのは食後の高カリウム血症であり、最近では、慢性腎臓病による高カリウム血症は、体内のカリウム量の増加による高カリウム血症と食後高カリウム血症に分けて考えるべきだという意見があります。もちろん、食後高カリウム血症も不整脈などの重篤な影響を及ぼします。

本文中でも説明しましたが、カリウム摂取後は、腎臓からカリウムが排泄されるまでの間、細胞外から細胞内にカリウムが流入し、血液中のカリウム濃度が上昇しないように調整されています。つまり、カリウム摂取量を制限する以外に、細胞外から細胞内へのカリウムの取り込みを維持することが、食後高カリウム血症予防のためには非常に重要となります。腎臓病では、代謝性アシドーシスが細胞内へのカリウムの取り込みを悪くしますが、それ以外に筋肉量の減少、つまりサルコペニアの関与が指摘されています。

筋肉は体全体のカリウムの90%を貯蔵しています。つまり、細胞内へカリウムを取り込む場合、そのほとんどは筋肉に取り込まれていることになります。筋肉量が減少する、つまりサルコペニアでは、細胞内へ取り込めるカリウムの総量が減少します。例えば、筋肉量が維持されていればカリウムを全体で60mmol筋肉内に流入させられるのが、筋肉量の減少により40mmolしか流入させられなくなれば、食後に高カリウム血症をきたしやすくなります。慢性腎臓病に対して行われている安静や蛋白制限食の結果、筋肉量が減少し、特に高齢者ではサルコペニアになってしまう症例が多く存在しています。現在は、安静より適度な運動を行い、特に筋肉量の減少しやすい高齢者では蛋白制限食は積極的に行わないようになってきており、食後高カリウム血症を予防する観点からも筋肉量を維持することはとても大切です。

（岩津好隆）

〈参考文献〉
1. Terker A, Saritas T, McDonough A : The highs and lows of potassium intake in chronic kidney disease--does one size fit all? *J Am Soc Nephrol* 2022 ; 33(9) : 1638-1640.

図2 ▶ 慢性腎臓病の代謝性アシドーシスにおけるKの排泄

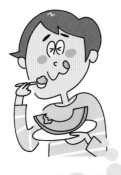

Kが血管に流入

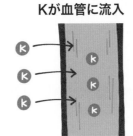

① 腎臓からの排泄⬇

原因
K排泄能が低下

② Kの細胞内への取り込み⬇

原因
腎機能低下
による
アシドーシス

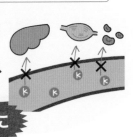

高K血症に

①、②に加え、
便秘があると、
さらに大腸からの
Kの排泄⬇

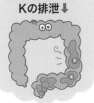

図3 ▶ 糖尿病性慢性腎臓病におけるKの排泄

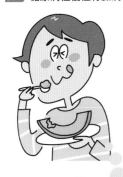

Kが血管に流入

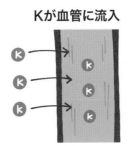

① 腎臓からの排泄⬇

原因
K排泄能の低下と
アルドステロンの
作用が低下

② Kの細胞内への取り込み⬇

原因
インスリンの
作用低下と
腎機能低下による
アシドーシス
＋
尿細管性アシドーシス

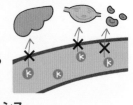

高K血症に

①、②に加え、
便秘があると、
さらに大腸からの
Kの排泄⬇

ほかにこの検査値などを確認!

図 慢性腎臓病のとき、確認したい検査値

腎機能
- 推定GFR↓

高Cl血症
- Cl↑

↓ Clが高ければ、確認

代謝性アシドーシス
- pH↓
- HCO_3^-↓

高Cl血症を伴う
代謝性アシドーシス
に注意

糖尿病
- 血糖値↑
- HbA1c↑
- グリコアルブミン↑

不整脈の原因
- Ca↓
- Mg↓

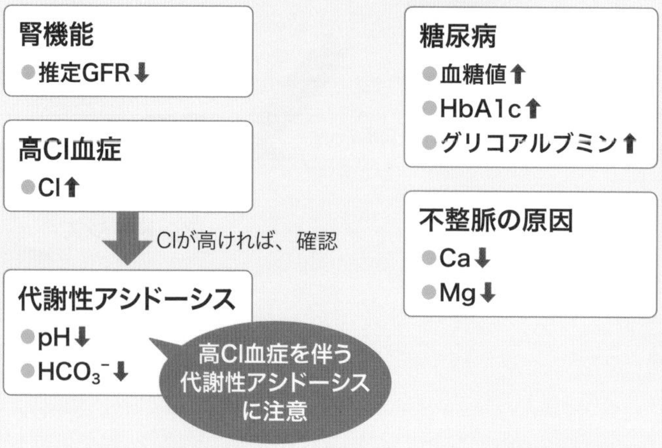

代謝性アシドーシスや、血糖などの指標に注意する

高K血症を認めた場合、まず、溶血や血小板・白血球著増などの影響(偽性高K血症。採血から検査までの過程で生じた問題により、K値が上昇すること)を除外し、次にGFRを確認し、腎臓からの排泄低下の影響を考慮します。血清クレアチニンでは、同じ値でも主に筋肉量の違いから年齢、性別によって腎機能(GFR)が大きく異なります。そのため、血清クレアチニン値から推定GFRへの換算が強く勧められます(図4)。

その他、検査値では血清クロール(Cl)値に注目すべきです。高Cl血症を伴う代謝性アシドーシスは、高K血症に強く関与しています。つまり、高Cl血症を認めた場合、**代謝性アシドーシスを合併している可能性が高く**、**血液ガス分析**(静脈血でも可)でその有無を確認するべきです。

また、糖尿病の有無を確認し今後高K血症の治療としてグルコース・インスリン療法を行う可能性があるため、血糖値とHbA1c、グリコアルブミンの確認も必要となります。不整脈を引き起こしやすい検査異常として、**低カルシウム(Ca)血症**や**低マグネシウム(Mg)血症**があり[3]、血清Ca・血清Mg濃度にも注意が必要です(図 慢性腎臓病のとき、確認したい検査値)。

図4 推定糸球体濾過量(eGFR)を評価する指標

男性 eGFRcreat(mL/分/1.73m²)=194×血清クレアチニン$^{-1.094}$×年齢$^{-0.287}$

女性 eGFRcreat(mL/分/1.73m²)=194×血清クレアチニン$^{-1.094}$×年齢$^{-0.287}$×0.739

ここが危ない！

3 その他、どんなことに注意が必要？

図 高K血症により現れる症状と要因

■1 高K血症により現れる症状

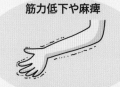

筋力低下や麻痺

不整脈（特に徐脈）

図5のような波形が出現

■2 高K血症を引き起こす要因

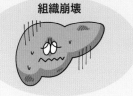

組織崩壊

食事

経時的に血清Kを評価して防ぎたい

上部消化管出血

細胞内外のカリウムイオン（K$^+$）の濃度勾配（p.58「コラム」参照）は、細胞内に負の細胞膜電位を形成し、特に神経・筋細胞では興奮・収縮にとても重要な役割を担っています。つまり、高K血症に影響を受けるのは、神経や心臓の刺激伝導系や筋肉であり、症状として、**筋力低下、麻痺、不整脈（特に徐脈）**が出現します。典型的な心電図変化として**図5**に挙げたものが主に生じますが、その他にもきわめて多彩な不整脈を生じます。

血清K値が当初それほど高値でなくとも、肝障害や悪性腫瘍といった**組織崩壊**などの病態や食後、上部消化管出血後などでは、細胞や食品、血液中に含まれるKの腸管からの吸収により、のちに上昇することも予想されます。そのため、経時的な血清K値の評価は必須になります（図 **高K血症により現れる症状と要因**）。

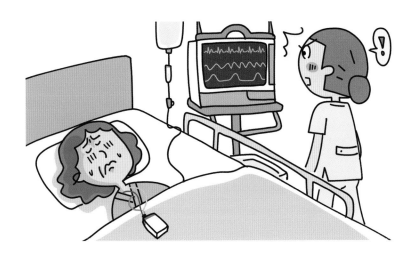

図5 高K血症で生じる典型的な心電図変化

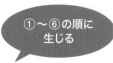
①〜⑥の順に生じる

① テント状T波

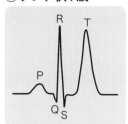

② P波の低下、PR間隔の延長、QRSの開大

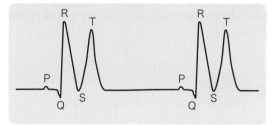

③ P波消失、さらなるQRS開大

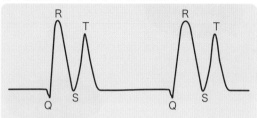

④ サインカーブ、房室ブロック

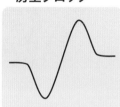

⑤ 心室細動

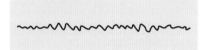

⑥ 心静止

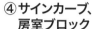

〈引用文献〉
1. 日本臨床検査医学会ガイドライン作成委員会編：臨床検査のガイドライン JSLM2021 検査値アプローチ／症候／疾患. 日本臨床検査医学会, 東京, 2018.
2. 岩津好隆, 草野英二：カリウム調節機構の最新知識. 腎と透析 2008；65(1)：93-98.
3. Fried L, Kovesdy CP, Palmer BF：New options for the management of chronic hyperkalemia. *Kidney Int Suppl (2011)* 2017；7(3)：164-170.
4. Raphael KL：Metabolic Acidosis in CKD：Core Curriculum 2019. *Am J Kidney Dis* 2019；74(2)：263-275.

Column（コラム）　Kの体内分布と摂取量・排出量

身体の中に含まれるKの総量は50〜55mmol/kg体重であり、例えば、体重60kgでは3,000〜3,300mmolのKが全身に含まれています。Kの98%は細胞内に存在し、ふだん、採血結果でみている血清K濃度は、身体全体のKのわずか2%しか存在しない細胞外液中の濃度です。細胞外液に存在するKの量は、体重60kgの人では60〜66mmolしかありません。

『令和元年国民健康・栄養調査結果の概要』[1]によると、60〜69歳の1日のK摂取量は2,548mg（約65mmol）であり、細胞外液（血液中）に含まれるKの量に相当します。つまり、小腸から吸収されたKはすべて血液中に移行するため、1日で摂取される量とほぼ同じ量が血液中に流入することになります。

また、成人が1日に摂取するKの量は40〜90mmolで、小腸から吸収され、便中には5〜10mmol/日ほど、つまり10%前後しか排泄されず、残り90%（35〜80mmol）は尿中に排泄されます（図）[2]。

（岩津好隆）

図　カリウムの体内分布と動態

身体の2%

細胞外K

経口摂取 40〜90mmol

IN

濃度	3.5〜5.5mmol/L
量	39〜61mmol

経口摂取（40〜90mmol）と同程度のKが排泄される

OUT

尿	35〜80mmol
便	5〜10mmol

身体の98%

細胞内K

濃度	140〜150mmol/L
量	3,080〜3,300mmol

（文献2を参考に作成）

〈引用文献〉
1. 厚生労働省：令和元年国民健康・栄養調査結果の概要.
https://www.mhlw.go.jp/content/10900000/000687163.pdf（2022/10/25アクセス）
2. 岩津好隆, 草野英二：カリウム調節機構の最新知識. 腎と透析 2008；65(1)：93-98.

10 脱水で、BUN/Cre比が 上がるのはなぜ?

| 横崎典哉 |

横崎典哉

検査データの
基礎知識

- ●BUNは血清中の尿素窒素。タンパク質の分解で生じた老廃物
- ●Creは血清中のクレアチニン。筋肉中のタンパク質の老廃物

共用基準範囲[1] 【BUN】8〜20mg/dL 【Cre】男性:0.65〜1.07mg/dL
女性:0.46〜0.79mg/dL

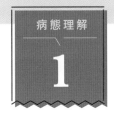

病態理解 **1**

だから検査値が変化する!
脱水で起こっていること

図 脱水時にBUN/Cre比が上がるしくみ

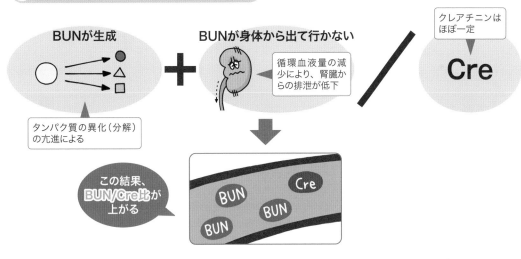

BUNが生成

BUNが身体から出て行かない

クレアチニンは
ほぼ一定

循環血液量の減
少により、腎臓か
らの排泄が低下

Cre

タンパク質の異化(分解)
の亢進による

この結果、
BUN/Cre比が
上がる

理解を深める
ポイント!
BUN/Cre比は通常10程度。
大きく上昇もしくは下降したら、
腎外の因子が関与している
可能性がある

脱水時の血清尿素窒素（BUN）と、クレアチニン（Cre）はどうなっているのでしょうか。まずこれらの検査項目がどのようなものかを確認しましょう。

BUNはタンパク質の過剰摂取や腎臓からの濾過の減少で増加

BUNは、血中に放出された尿素中の窒素を測定したものです。尿素は、アミノ酸の脱アミノ反応によって生じたアンモニアと二酸化炭素から、主として肝臓で尿素サイクルによって合成される**タンパク質の最終代謝産物**で、血中では血漿と血球の水分中に平等に含有されています。腎糸球体で濾過され、一部は再吸収されますがほとんどは尿中に排泄されます。このため、一般的には**腎臓の濾過機能を示す指標**とされます。

BUNが増加する理由として、「腎性」と「腎前性」の原因を考えなくてはなりません。

「腎性」とは、**腎臓そのものに原因があるもの**で、糸球体腎炎や腎不全などが原因で腎糸球体からタンパク質が濾過されない結果（**図1-①**）、BUNが増加します。

一方、「腎前性」とは、**腎臓よりも前に原因があるもの**で、タンパク質の過剰摂取や異化の亢進などによりBUNが増加します。また、循環血液量が減少すると尿素を含有した血液が十分に腎糸球体に送り込まれなくなるため、BUNが増加します[2]（**図1-②**）。

BUNの日本臨床検査標準協議会（JCCLS）での共用基準範囲は、男女ともに**8〜20mg/dL**です。

Cre値は変動の少ない腎機能の指標

Creは、生体内では筋・神経内に多く含まれるクレアチンの脱水物で、生成されると血中に入ります。腎糸球体から濾過された後、BUN以上にほとんど再吸収されずに尿中に排泄されます。

そのためBUNと同様、腎臓の濾過機能を示す指標となりますが、Creは主として筋肉のクレアチン総量に比例するため、**成人では体重kgあたりほぼ一定**で、食事性因子などには影響されません。つまり、極端な横紋筋融解などが起こらなければCre値はBUNに比べて変動要因が少ないため、**BUNより正確な腎臓の濾過機能の指標**として用いられています。

なお、男女においては筋肉量に差があるため、Cre値にも男女差があることに注意が必要です。

Creの共用基準範囲は、男性0.65〜1.07mg/dLで、女性は0.46〜0.79mg/dLです。

脱水ではBUNが増加し、BUN/Cre比が増える

脱水では、**タンパク質の異化亢進**が起こると考えられるとともに、**循環血液量も減少する**ため腎糸球体からタンパク質が濾過されず、BUNが増加します。その一方で腎機能が保たれている状態では、Cre値の変動は軽度です。そのため、**BUNのみが増える形**になり、**BUN/Cre比が上昇します**（図 **脱水時にBUN/Cre比が上がるしくみ**）。

BUN/Cre比は通常10程度といわれています。検査値を判読する際いつもいわれることですが、日ごろの健康時の検査データの把握がとても重要です。患者さんの健康時のデータと比べてBUN/Cre比が大きく上昇したり下降したりしたら、脱水に限らず何らかの腎外性因子が関与していると考えたほうがよいでしょう[3]。

図1 BUNが増加する原因

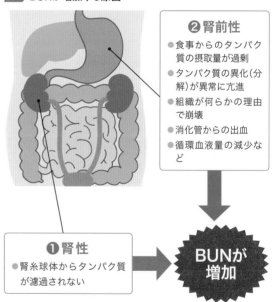

❷腎前性
- 食事からのタンパク質の摂取量が過剰
- タンパク質の異化（分解）が異常に亢進
- 組織が何らかの理由で崩壊
- 消化管からの出血
- 循環血液量の減少など

❶腎性
- 腎糸球体からタンパク質が濾過されない

BUNが増加

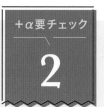

＋α要チェック 2　ほかにこの検査値などを確認!

図 脱水が疑われるとき、確認したい検査値

血液ガス検査で、酸塩基平衡を確認

血液の濃縮
●ヘマトクリット（Ht）↑
●アルブミン（Alb）↑

脱水による血液の濃縮が疑われたら、右を確認

電解質異常	
〈高張性脱水〉	〈低張性脱水〉
●Na↑	●Na↓
●K↓	●K↓
●Cl↑	●Cl↓

酸塩基平衡
●pH
●PaO_2
●$PaCO_2$

その他
●血液浸透圧
●尿浸透圧

電解質異常や酸塩基平衡の乱れに注意

ルーチン検査としてよく行われる血中のヘマトクリット（Ht）やアルブミン（Alb）の値で、**脱水により血液が濃縮していないか**をチェックします。

p.63「**コラム①**」に示したように、水と電解質は切っても切り離せない関係にあるため、脱水が疑われたときには血中の電解質のうち、最低でも**ナトリウム（Na）**、**カリウム（K）**、**クロール（Cl）**はチェックしましょう。また、電解質の異常は酸塩基平衡にも影響を及ぼすため、特に状態の悪い症例では動脈血からの血液ガス検査の結果を確認しましょう。

最後に、あまり一般的には行われていないかもしれませんが、**血液浸透圧検査および尿浸透圧検査**は病態の把握に役立ちます（**図 脱水が疑われるとき、確認したい検査値**）。

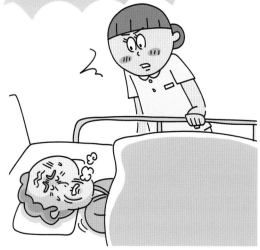

その他、どんなことに注意が必要？

図 脱水（低張性）によって起こるリスク

1 脳浮腫による危険

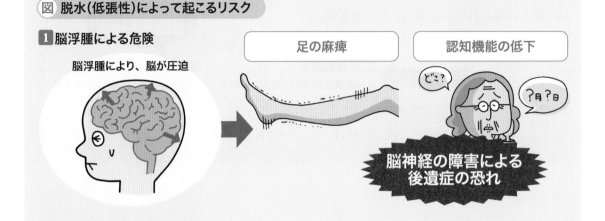

脳浮腫により、脳が圧迫

足の麻痺

認知機能の低下

どこ？

？月？日

脳神経の障害による
後遺症の恐れ

2 短時間の補液による危険

血清Na濃度が急激に上昇

浸透圧性脱髄症候群

構音障害や
嚥下障害、四肢麻痺
などがみられる

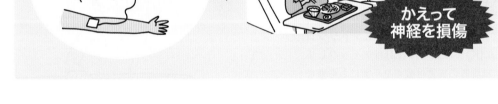

ゴホッ
ゴホッ

かえって
神経を損傷

脳浮腫や、補液による
浸透圧性脱髄症候群に注意

　脱水（低張性〈p.64「コラム②」参照〉）では、適切な治療が行われないと、低Naかつ低浸透圧の状態から**脳浮腫**を生じ、結果として脳神経に障害が生じて、**足の麻痺や認知機能の低下**などの後遺症が残ることもあります（**図 脱水（低張性）によって起こるリスク** **1**）。

　また、低Na状態をあまりに短時間で補正すると、かえって神経を損傷する（**浸透圧性脱髄症候群**）場合もあるため、**補液を慎重に行う必要があります**。これまで、脱水の治療は点滴一辺倒でしたが、最近は針を用いる点滴より手軽で安全な**経口補水療法**も盛んに勧められるようになりました（**図 脱水（低張性）によって起こるリスク** **2**）。

　検査データを参考にしつつ、患者さんの容態（バイタルサインを含めた全身状態）をよく観察しながら治療を進めることが肝心です。

〈引用文献〉
1.日本臨床検査医学会ガイドライン作成委員会編：臨床検査のガイドライン JSLM2021　検査値アプローチ／症候／疾患. 日本臨床検査医学会, 東京, 2021.
2.内田俊也：水電解質異常. 日本腎臓学会誌 2002；44(1)：18-28.
3.孫大輔, 南学正臣：トピックス I. 診断へのアプローチ 3. BUN, クレアチニンの代謝 BUN, クレアチニン高値を認めたときの鑑別診断の進め方. 日本内科学会雑誌 2008；97(5)：929-933.

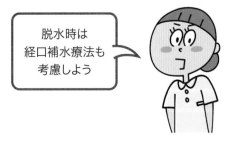

脱水時は
経口補水療法も
考慮しよう

　人間に限らず、生物にとって生命活動を維持するために水はとても重要です（**表**）。

　まず、水は**身体を構成**します。水の体内に占める割合は年齢によって大きく変化しますが、成人男性で体重の約60％、女性で55％、新生児・乳児期では70〜75％、高齢者では50％と言われます。

　2番目に、水は生命活動に必要な**電解質を溶解**しています。体内の水に電解質が溶解していることで生体では電気を利用することができますし、浸透圧の調整にも影響します。

　3番目に、**体温の維持・調節**に役立っています。水は比熱が大きいため、温まりにくくて冷めにくいという性質をもっています。そのため、周囲の温度変化による影響を受けにくいです。また、体内で安定した化学反応を持続させ、生命活動を維持するために、温度が一定であることは重要です。

　4番目に、水は体内で適切な**溶媒**となっています。体内のさまざまな化学反応は水という溶媒があってこそ進みます。また、化学反応のもととなる**栄養素を溶解して必要なところまで運搬**するのも水ですし、その結果できた**老廃物を溶解して適切な廃棄機構（尿など）にまで運搬**するのも水です。

　最後に、水は粘性（液体の流動性に関与）が低いため、**体内での血液の流れを円滑**にしています[1]。

　なお、体液のうち約3分の2（水分全体の40％）が細胞内液として、残りの約3分の1（水分全体の20％）は血液や組織間液などの細胞外液として存在しています（**図**）。

（横崎典哉）

〈引用文献〉
1. 上平恒：水と生体. 化学と生物 1980；18(11)：770-775.

表　生体内における水の役割

1. 身体を構成する
2. 電解質を溶解する
3. 体温を維持・調節する
4. 生体内での溶媒になる
   - 生体内のさまざまな化学反応が起こりやすい環境を整える
   - 生体内に必要な栄養素を溶解して運搬する
   - 生体内で産生された老廃物を溶解して運搬する
5. 血液の流れを円滑化する

図　生体内の水分の分布

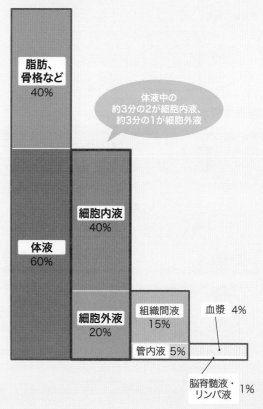

脱水では、水の喪失とNaの喪失の両方に注意する

脱水になる理由は大きく2つに分けられます。

1つは摂取する水が少なくなること、もう1つは排泄する水が多くなることです。一昔前までは、脱水の原因として嘔吐、下痢、大量発汗などで排泄する水が多くなることが注目されていましたが、近年はむしろ熱中症などで水分摂取量が足りなくなることが、よく話題に上るようになりました。一般的には、摂取する水よりも失う水が多い場合に脱水は起こるといえるでしょう。

ただ実のところ、水だけでなく、電解質であるナトリウム（Na）の失われ具合や血漿浸透圧の状態に着目すると、脱水は表の3つに大きく分類されます。　　　　　（横崎典哉）

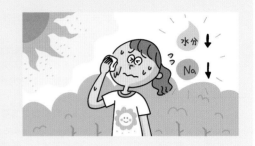

表　脱水の分類

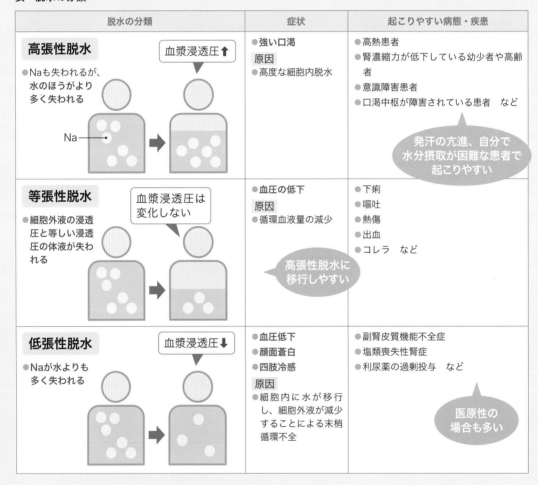

脱水の分類		症状	起こりやすい病態・疾患
高張性脱水 血漿浸透圧↑ ●Naも失われるが、水のほうがより多く失われる Na		●強い口渇 原因 ●高度な細胞内脱水	●高熱患者 ●腎濃縮力が低下している幼少者や高齢者 ●意識障害患者 ●口渇中枢が障害されている患者　など 発汗の亢進、自分で水分摂取が困難な患者で起こりやすい
等張性脱水 血漿浸透圧は変化しない ●細胞外液の浸透圧と等しい浸透圧の体液が失われる		●血圧の低下 原因 ●循環血液量の減少 高張性脱水に移行しやすい	●下痢 ●嘔吐 ●熱傷 ●出血 ●コレラ　など
低張性脱水 血漿浸透圧↓ ●Naが水よりも多く失われる		●血圧低下 ●顔面蒼白 ●四肢冷感 原因 ●細胞内に水が移行し、細胞外液が減少することによる末梢循環不全	●副腎皮質機能不全症 ●塩類喪失性腎症 ●利尿薬の過剰投与　など 医原性の場合も多い

11 化学療法で、末梢血の 白血球数が下がるのはなぜ?

有賀　祐
松下弘道

有賀　祐
松下弘道

検査データの
基礎知識

健常者の白血球分画：基準範囲[1]

白血球数	$3.3〜8.6×10^3/\mu L$
好中球	桿状核0.5〜6.5%、分葉核38.0〜74.0%
好酸球	0〜8.5%
好塩基球	0〜2.5%
単球	2.0〜10.0%
リンパ球	16.5〜49.5%

病態理解
1

だから検査値が変化する! 化学療法で起こっていること

図 化学療法で、末梢血の白血球数が下がるしくみ

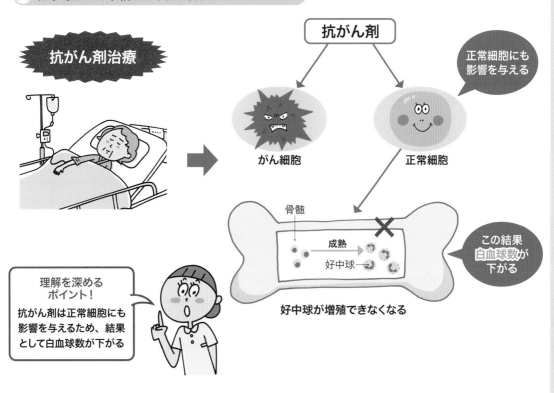

抗がん剤治療

抗がん剤

正常細胞にも
影響を与える

がん細胞　　　正常細胞

骨髄

成熟

好中球

この結果
白血球数が
下がる

好中球が増殖できなくなる

理解を深める
ポイント!
抗がん剤は正常細胞にも
影響を与えるため、結果
として白血球数が下がる

がんに対する化学療法とは、抗がん剤治療のことをいいます。がんが局所に限定される場合に行われる手術や放射線療法と異なり、**広範囲に広がるがんに対して効果を発揮**します。

抗がん剤は、盛んに分裂・増殖するがん細胞の性質を抑えることで効果をもたらします。一方で、抗がん剤投与は、分裂・増殖が盛んな**正常細胞に対しても影響を及ぼし**、種々の症状が有害事象（副作用）として現れる場合があります。消化管の粘膜細胞が障害されると口内炎や下痢を生じることがあり、また皮膚の毛母細胞が障害されると脱毛を生じます。末梢血の白血球数の減少も、そのような副作用の1つです。

抗がん剤投与による白血球減少症の主体は、好中球減少症によるもの

ただひとくちに白血球といっても、好中球、リンパ球、単球などいくつか種類があります。健常な成人で最も多いのが**好中球**で、白血球のおおよそ40〜80%を占めます（p.65 検査データの基礎知識 ）。

好中球は、体内に侵入した細菌・真菌に対する非特異的免疫（自然免疫）を担う「兵隊」のような細胞です。日々増殖によってつくられているため、抗がん剤投与の際にはその影響を強く受けます。したがって、抗がん剤投与による白血球減少症の主体は、**好中球減少症**によるものです。

好中球は骨髄でつくられ、末梢血液には7〜10日で出現する

好中球は**骨髄**でつくられます。骨の中心部にある骨髄は、骨成分が乏しく造血細胞の密集した組織で成り立っており、赤血球や血小板などさまざまな血球細胞を作り出す、まさに「血液の生産工場」です。

そこにはすべての血球の大元となる細胞（造血幹細胞）が存在し、細胞分裂をしながら自己複製するとともに、一部は好中球の元である骨髄芽球になります。骨髄芽球は殺菌能力を得るべく、さらに前骨髄球→骨髄球→後骨髄球→桿状核好中球→分葉核好中球と、分化・成熟します。このなかで、骨髄芽球・前骨髄球・骨髄球は必要に応じて細胞分裂が可能です。

こうしてできた成熟好中球は、末梢血を介して炎症が生じている局所に運ばれます。一部は、骨髄や肺・肝臓などの毛細血管の辺縁に貯蔵（プール）されます。通常、骨髄芽球が成熟好中球へ分化・成熟し末梢血液に出現するまで7〜10日を要し、末梢血中に約半日滞留した後、組織中へ出て2〜4日でアポトーシスを起こすとされています（図1）[2]。

図1 好中球系細胞の一生

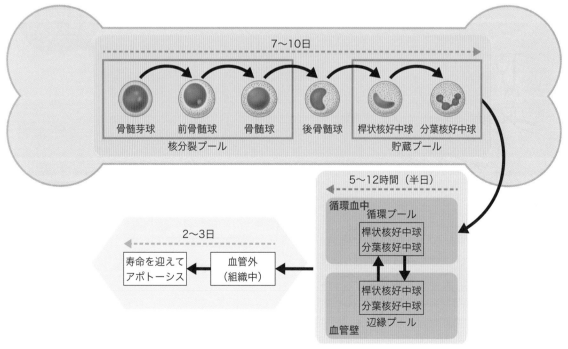

（文献2を参考に作成）

細菌や真菌の感染によってG-CSFがつくられ、好中球の産生が促進される

　細菌や真菌が感染すると、好中球系細胞の分化・成熟のスピードは数倍になるといわれています。このとき、血管内皮や免疫担当細胞では**G-CSF**（顆粒球コロニー刺激因子）と呼ばれるタンパク質（サイトカイン）がつくられます。

　G-CSFは、細胞分裂や分化・成熟を促進するだけでなく、プールされた好中球に対し、迅速に循環血液中へ移行するようはたらきかけるため、**末梢血中の成熟好中球数が急速に増加**します。

　なお、G-CSFは製剤化されており、好中球減少症時に同様の効果を期待して投与が行われます[3]。

好中球減少症が明らかになるまでには抗がん剤投与開始数日〜1週間程度

　抗がん剤投与による好中球減少症は、投与後ただちに生じるというわけではありません。抗がん剤が作用するのは、**投与時に分裂している細胞のみ**です。抗がん剤投与前に細胞分裂が終了し、分化・成熟過程にある好中球系の細胞は、成熟好中球になって寿命を終えるまで残存します。

　抗がん剤投与後に残存する細胞数によりますが、好中球減少症が明らかになるまでには、**抗がん剤投与開始後1週間程度**の時間を要します。また、好中球数の回復は、抗がん剤投与終了後に生き残った、分裂能を有する好中球系の細胞の数に依存します。投与される抗がん剤の強度によっては、回復に1か月以上かかる場合もあります。

コラム①
Column　　　**苦労して採血したのに再採血──その理由を知っていますか？**

　適切な手技で行われた採血は、担保された検査成績を提供するために必要不可欠です[1]。しかし、採血に手こずり、時間を要する事例も少なくありません。そこでここでは、苦労して採血を終えた場合に起こる検体への影響について解説します。

①赤血球が壊れて溶血

　採血時の血液が、ゆっくりポタポタと採血管内に採取される場合、採血針の針穴が血管壁で塞がれるなど、血液がスムーズに採血針内に入っていかない状況が想定されます。この場合、吸引により赤血球に過剰な陰圧がかかり、赤血球が壊れます（＝溶血）[2]。溶血は、採血後に誤って採血管を落としただけでも生じることがあります。溶血により赤血球の中身が漏れ出るため、遠心後の上清（血清や血漿）は見た目に赤味を帯びてきます。また実際に、赤血球に多く含まれるLD、カリウムなどの検査結果が偽高値となることがあります。

②目に見えなくても検体は凝固している（フィブリン析出）

　血算や凝固検査など抗凝固薬の入っている採血管を使用する場合、細い採血針の使用などで血液の吸引がゆっくりとなったり、輸液ラインからのシリンジ採血で試験管へ分注する前にライン管理で手間取ると、採取した血液が凝固し始めます。外観上は大きな凝血塊がないように見えても、"凝固気味（目に見えない小さなフィブリンの塊が生じた状態）"になっていることがあり、このような状態では正確な結果が得られません。

③採血管の規定線を守ろう

　採血管の側面に書いてある規定線に届かず採血量不足になってしまうと、データに大きく影響します。血算では、採血管内にある抗凝固薬由来の塩分が採血量に比べて多いために血漿浸透圧が上昇し、赤血球形態に変化が生じ測定データに影響します[3]。特に凝固検査や赤沈用の採血管では、血液と液体の抗凝固薬との混合比率が厳密に設定されているために、正確なデータを得ることができません。

④何はともあれ「転倒混和」

　抗凝固薬との十分な混和が、検体の凝固予防には一番です。

（有賀　祐、松下弘道）

〈引用文献〉
1．東克巳：標準的な採血手技．検査と技術 2020；48(3)：208-216．
2．大川龍之介：溶血および凝固の影響とその対策．検査と技術 2020；48(3)：234-238．
3．馬場ひさみ、徳竹孝好、北谷陽平、他：EDTA-2K加3mL用採血管における採血量がMCVに与える影響．医学検査 2016；65(5)：565-569．

ほかにこの検査値などを確認!

> **図** 化学療法で末梢血の白血球数が低下したときに、確認したい検査値など

手技的な原因
● シリンジを放置していないか

白血球分画
● 白血球数とともに経時的に評価

シリンジを放置すると血液が分離してしまう

想定外の結果が得られた場合、まずは病態と関係なく**手技的な原因が影響した可能性を考えてみましょう。**

特に、点滴ラインやポートなどからシリンジ採血を行う場合、短時間でも清潔操作などで採取した血液の入ったシリンジを放置すると、**比重の軽い液体成分の血漿(上層)と比重の重い血球成分(下層)に分離します。**血球成分は、さらに低比重の血小板や白血球と、高比重の赤血球(最下層)に分離します(**図2**)[4]。

このシリンジからそのまま採血管に分注しても、各検体に含まれる成分が不均一であり、正確な測定を行うことができません。シリンジ内の"濃度勾配"を解消するためには、**採血管へ分注する前に採取した血液の転倒混和を十分に行う必要があります**(**図3**)。

好中球数の経時的変化を評価する

自動血球分析装置は、白血球数などの血算項目のほか、白血球分画(血液像ともいいます)を測定することができます。白血球分画は、全白血球中における好中球、好酸球、好塩基球、単球、リンパ球などの詳細な血球成分の割合(%)を示すものです(p.65 **検査データの基礎知識**)。

白血球に関する測定に異常が認められた場合には、臨床検査技師が顕微鏡で目視をして白血球分画を測定します。各血球成分の実数は、白血球数に分画それぞれの割合を掛けて算出します。

抗がん剤の影響を確認するためには、抗がん剤投与前後を含む期間における好中球数を算出し、白血球数とともに、**好中球数の経時的変化を評価することが重要です。**

図2 シリンジ採血検体の放置による"濃度勾配"と血液の比重
転倒混和せずに採血管に分注すると……

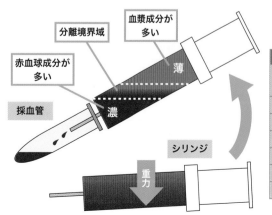

	各成分の比重
全血	男:1.055-1.063 女:1.052-1.060
血漿	1.024-1.030
血小板	1.050-1.070
単球	1.050-1.070
リンパ球	1.065-1.077
好中球	1.077-1.110
赤血球	1.090-1.120

(数値は文献4より引用)

図3 転倒混和

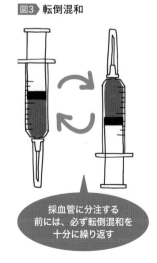

採血管に分注する前には、必ず転倒混和を十分に繰り返す

ここが危ない！ 3 その他、どんなことに注意が必要？

図 化学療法で白血球数が低下した際に注意したいこと

1 細菌・真菌感染などの感染症にかかりやすい

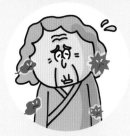

表1を参考に評価

2 発熱性好中球減少症（FN）

● 好中球500/μL未満、または1,000/μL未満で48時間以内に500/μL未満に減少すると予測される状態で、腋窩の体温が37.5℃以上の発熱を生じた状況

3 血小板減少症

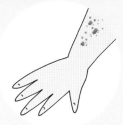

同時期に出現するので注意

4 貧血

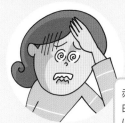

赤血球の寿命は120日なので白血球減少症や血小板減少症に比べて出現時期は遅れる

好中球減少症は易感染状態になりやすい危険な状態

　好中球減少症は、細菌・真菌感染などの感染症にかかりやすい危険な状況です。治療や処置に伴う好ましくない徴候を評価する有害事象共通用語基準（Common Terminology Criteria for Adverse Events：CTCAE）ver5.0では、施設における基準範囲下限未満をGrade1（軽症）、好中球数1,500/μL未満をGrade2（中等症）、好中球数が1,000/μL未満をGrade3（重症または医学的に重大であるが、ただちに生命を脅かすものではない）、好中球数が500/μL未満をGrade4（生命を脅かす）と評価します（**表1**）[5]。

表1 CTCAE v5.0における好中球減少症の評価

好中球数（/μL）	Grade
施設基準範囲下限未満～1,500	G1
1,500未満～1,000	G2
1,000未満～500	G3
500未満	G4

（文献5より引用）

緊急事態として対応する発熱性好中球減少症（FN）

　また、好中球500/μL未満、または1,000/μL未満で48時間以内に500/μL未満に減少すると予測される状態で、体温が37.5℃以上の発熱を生じた状況は、**発熱性好中球減少症（FN）**と呼ばれます。FNは、重篤な感染症に発展し死に至ることもある、緊急事態として対応することが要求される病態です。

出現時期をチェックしておきたい
血小板減少症と貧血の進行

　抗がん剤投与は白血球以外の血球数にも作用し、同様に減少させる可能性があります。血小板は寿命が約10日であるため、**血小板減少症は白血球とほぼ同様の時期に出現します**。その際、血小板輸血が必要になる可能性があります。

　これに対し、赤血球は寿命が約120日と長くなっています。治療を始める段階における貧血の状況にもよりますが、**抗がん剤投与の影響に伴い貧血が進行するまでには、ある程度の時間を要することになります**[6]。ただし、抗がん剤投与を繰り返すなどによって、赤血球の元となる赤芽球数が少ない場合には、より早期に、より強い貧血が認められる可能性があります。

〈引用・参考文献〉
1. 奥村伸生：巻末付録 各種臨床検査の基準範囲一覧 I．臨床血液検査．金井正光監修、奥村伸生、戸塚実、本田孝行、他編、臨床検査法提要 改訂第35版．金原出版、東京、2020：1906.
2. 髙見昭良：第2章 1 血球 B 白血球．日本検査血液学会編：スタンダード検査血液学 第4版 web動画付．医歯薬出版、東京、2021：41-53.
3. Day RB, Link DC：Regulation of neutrophil trafficking from the bone marrow. *Cell Mol Life Sci* 2012；69(9)：1415-1423.
4. 近藤弘：第1章 3 血液検査の基礎知識 B 血液の性状・物性．日本検査血液学会編：スタンダード検査血液学 第4版 web動画付．医歯薬出版、東京、2021：13-15.
5. 日本臨床腫瘍研究グループ：CTCAE v5.0 JCOG 2022年9月1日版．http://www.jcog.jp/doctor/tool/CTCAEv5J_20181106_v21_1.pdf（2022/10/25アクセス）
6. 上今別府大作、篠崎英司：総論 副作用対策と支持療法．臨床外科 2021；76(2)：138-43.

コラム②
Column　　抗凝固薬で血小板が凝集する？

①EDTA、EDPとは

　血算の採血管に含まれる白い粉が、抗凝固薬のエチレンジアミン四酢酸（EDTA）です。血液を固めないようにするため添加されている抗凝固薬ではありますが、一部の患者ではEDTAが血小板を凝集させるようにはたらく場合があり、いくつかの血小板が集まってできた塊は、大きな1つの血小板、もしくはそれより大きな赤血球や白血球として間違って測定されます。その結果、血小板数が見かけ上低値となる偽性（いつわりの）血小板減少症を引き起こすことから、EDTA依存性偽性血小板減少症（EDP）と呼ばれています。

②EDPの原理

　EDTAは、血液中のカルシウムイオンをとらえ、血液が固まるうえで必要なタンパク質の機能を抑えることで、採血管に入った後も血液のサラサラ状態を保ちます。しかし、ごくまれではありますが、血小板の表面にあるタンパク質にも作用してその構造を変え、血小板どうしを結合させることがあります。EDPの発生頻度は1,000人に1人くらいです。EDPは、薬剤の投与（抗生物質、てんかん薬など）や自己免疫性疾患、悪性腫瘍、感染症などの疾患のほか、健常人でも認められるとされます。

③EDP患者への対応

　EDP患者の血小板数をなるべく正確に測定する対処法は複数あります。
①血算と異なる抗凝固薬が添加されている採血管を利用する方法（クエン酸ナトリウム入りの採血管、ヘパリン入り採血管、フッ化ナトリウム入り採血管など）
②通常の10倍量以上と過剰なEDTA塩（血液1mLに対してEDTA塩10〜40mg）を添加する方法
③何も入っていない採血管（プレーン管）で採血して、ただちに分析装置にて測定する方法
などです[1]。
　実際に行う場合には、各施設（検査室）の取り決めに従うようにしてください。

　　　　　　　　　　　＊

　EDPは、どこの施設でも経験する可能性があります。EDP患者に対して適切に対応することは、偽性の血小板低値による混乱を防ぎ、患者に対する再採血のリスクを減らすこととなります。電子カルテなどでEDP患者の情報共有を徹底して、EDP患者に対する準備を整えたうえで採血を行うことが重要です。

（有賀　祐、松下弘道）

〈引用文献〉
1. 有賀祐：EDTA採血管による血小板数偽低値（EDP）．Medical Technology 2021；49(12)：1224-1228.

高齢者の検査値の読み方

高齢者では一般成人とは異なった検査値の変化がみられるため、
アセスメントで迷ってしまうことがあります。
高齢者の検査値を見たときの判断に活かせるように、
高齢者特有の検査値の変化のしかたと注意すべき点について解説します。

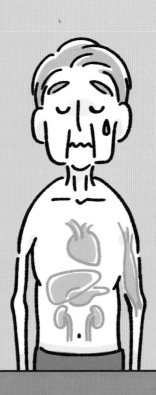

① 高齢者の検査値を見るときに注意したいこと

| 山田俊幸 |

検査値を見るときには、あるワンポイントの値で評価する場合と、複数回にわたってその動きを評価する場合があります。血圧を例にすると、はじめて測定して140/95mmHgであったら高血圧と判断しますが、その人が何日もたたないうちに105/80mmHgになったら至適血圧ではあるものの、何か血圧が下がる原因があったと推測するはずです。もちろん、診療は個々への対応ですからこのとらえ方が原則で、本書のPART2もその観点で各専門の先生方に解説していただきます。

あるワンポイントで評価する場合は、健康診断や初診の患者さんが該当しますが、あまり重要ではないかというと必ずしもそうではありません。今回のキーワードである高齢者について言うと、若い人と比べてどのような値をとりうるのかを知っておくことは、診療のうえで大変参考になります。

本稿ではまず、ワンポイントで評価する場合の検査

値の見かたを解説し、「変化しやすい検査値のとらえ方」について簡単に触れます。

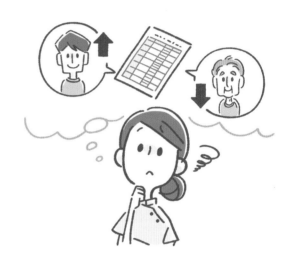

検査値の見かた① **年齢や性別を考慮した「基準範囲」が公開されている**

「基準範囲」とは、明らかな異常がない人（「正常」という表現は、近年使わなくなっています）の95%が示す検査値の範囲です。高齢者を除く成人においては普及している基準範囲を当てはめて判断しますが、高齢者に当てはめるのは簡単でないことがあります。

例えば、70歳の女性でヘモグロビン（Hb）値が11.5g/dLだったとしましょう。**共用基準範囲**[*1]では、女性の下限は11.6g/dLなので「貧血」と診断してよさそうです。ただし、「**貧血ではあるが、年齢を考**

慮するとこれくらいは病的ではない」と判断する医師もいるかもしれません（その判断の適否は、ここでは問題にしません）。この医師は、これまでの学習や経験から、高齢になると貧血ぎみになることを知っているわけですが、では実際、どのような値を示すのか具体的な指針というものはありませんでした。

しかし近年、日本人間ドック学会から「新たな健診の基本検査の基準範囲」[2,3]が公表され、現在のところ、年齢差や男女差の具体的指針になると考えられます。

---

*1【共用基準範囲】血算や基本的な生化学検査計42項目については標準的な方法で検査されているなら、どこの施設でも同じ基
　準範囲を使用可能として、日本臨床検査標準協議会が提示したもの[1]。大規模施設を中心に普及しつつある。

高齢者ほど検査値の個人差が大きい

　公表された基準範囲のうち、さまざまな統計処理により、年齢差が明らかであるものを**表1**(p.74)に示します。このうち女性でめだつものは、閉経の影響が大きいと思われます。

　前述のヘモグロビンが低値になるのは、その傾向自体はある[4]ものの、この日本人間ドック学会の集計では統計学的に有意ではなかったと理解ください。男性のアルブミン(Alb)値が高齢で低値になるのは、活動性が低下し栄養状態が悪くなりやすいためと考えられ

ます。

　さて、この**基準範囲の幅は、高齢者ほど広い**とされており、すなわち**個人差が大きい**ということです。それは、かなり元気なお年寄りもいれば虚弱な方もいるなど、多様性があることからもわかります(**図1**)。そのため、冒頭で血圧を例に述べたように、**個人特有の検査値を知り、その動きをアセスメントすることが高齢者においては特に重要**です。

図1 年齢ごとの多様性と検査値の分布

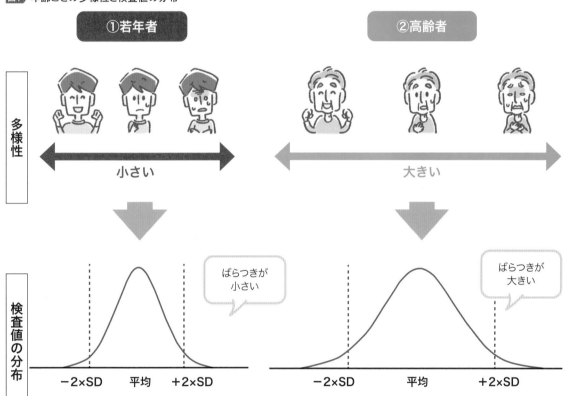

SD：standard deviation(標準偏差)。データのばらつき具合を示す指標の1つ。−2SD〜+2SDの間にデータの95.4%が含まれる。

表1 年齢差のある基準範囲

項目	単位	男性		女性	
		年齢	基準範囲	年齢	基準範囲
アルブミン	g/dL	30〜44	4.1〜4.9	30〜80	3.9〜4.8
		45〜64	4.0〜4.8		
		65〜80	3.9〜4.7		
eGFR	mL/分/1.73m^2	30〜44	63〜107	30〜44	64〜116
		45〜64	55〜98	45〜64	55〜103
		65〜80	50〜93	65〜80	52〜97
総コレステロール	mg/dL	30〜80	155〜257	30〜44	144〜237
				45〜64	158〜280
				65〜80	177〜281
LDL-コレステロール	mg/dL	30〜80	74〜180	30〜44	61〜150
				45〜64	73〜185
				65〜80	84〜189
LDL-コレステロール（Friedewaldの計算式による）	mg/dL	30〜80	80〜172	30〜44	68〜148
				45〜64	76〜185
				65〜80	93〜187
non HDL-コレステロール	mg/dL	30〜80	94〜195	45〜64	89〜206
				65〜80	107〜207
AST	U/L	30〜80	14〜31	30〜44	12〜24
				45〜64	13〜30
				65〜80	15〜31
アルカリホスファターゼ	U/L	30〜80	122〜300	30〜44	100〜242
				45〜64	110〜326
				65〜80	122〜343
HbA1c	%	30〜80	4.79〜6.01	30〜44	4.81〜5.94
				45〜64	4.87〜6.08
				65〜80	4.78〜5.83

高齢で低値

高齢で高値

45〜64歳で高値

（文献3より一部改変）

「低栄養」「発熱」「脱水」時に注意

　ここでは、一般論[5]を述べます。高齢の方は、複数の病気を抱えていることが多く、「この病気だから、こうだ」、とならないことがあります。また、服用している薬が多いと、薬剤を中断したときや、服用が不規則になったときに検査値に影響することがあります。例えば、**糖尿病の治療薬**や**ワルファリン**などが挙げられます。

　低栄養や消耗は検査値に表れやすく、リンパ球数が減少し、血清のAlb、総コレステロール（TC）、Hb、リン（P）の値が低下します（図2-①）。消耗の原因が感染症や悪性腫瘍である場合は、C反応性タンパク（CRP、悪性腫瘍では微増）が異常となります（図2-②）。水分の出し入れの異常により、特に脱水が起こりやすく、血液データは、ヘマトクリット（Ht）値やAlb値が濃縮効果で高値になり、尿素窒素（BUN）とクレアチニン（Cre）の比（BUN/Cre比）が大きくなります。脱水の見きわめには尿検査も参考になります（図2-③）。尿検査はついつい省略してしまうことがありますが、高齢者においては**尿路感染症**の把握に欠かせません。

図2 高齢者で特に注意したい検査値

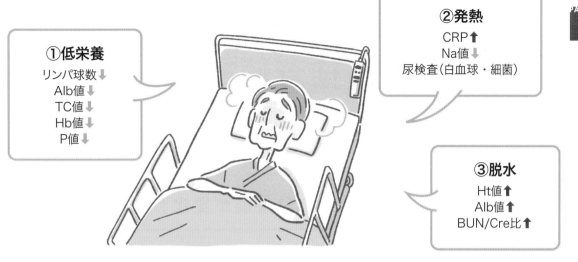

検査値の見かた④ **症状と検査値を関連させて考える**

　また、高齢者は概して訴えが多いため、訴えに関連づけた検査値の見かたも大切です。これに着目した興味深い研究[6]があって、総合内科を受診した患者さん843例（男性358例、女性485例、平均年齢51.2歳）の主訴（内臓痛、体性痛、発熱、せき、めまい、食欲不振、むくみ）別に患者群と無症状対照群を比較したところ、発熱を主訴とする患者さんは高齢になるほど血清ナトリウム（Na）値が低下していました。脱水の指標となるBUN/Cre比は、対照群においても高齢で上昇する傾向が明らかですが、食欲低下とむくみの群でその上昇傾向がめだちました。発熱群では特にめだちませんでした。

　このことから、**発熱の訴えがあれば血清Naを、食欲低下、むくみの訴えがあればBUN/Cre比に注意すべきです。めまいの訴えで甲状腺ホルモンの遊離サイ**ロキシン（free thyroxine 4：FT4）が高齢者で低下することも示され、**甲状腺機能低下を疑うべきとされて**います。

〈引用文献〉
1. 日本臨床検査標準協議会 基準範囲共用化委員会編：日本における主要な臨床検査項目の共用基準範囲−解説と利用の手引き−.
http://www.jccls.org/wp-content/uploads/2020/11/public_20190222.pdf（2022/10/25アクセス）
2. 人間ドック健診の追跡調査・分析に基づく標準的検査基準値および有用性に関する調査研究小委員会：日本人間ドック学会の健診基本項目の基準範囲. 人間ドック 2016；31（4）：603-608.
3. Yamakado M, Ichihara K, Matsumoto Y, et al：Derivation of gender and age-specific reference intervals from fully normal Japanese individuals and the implications for health screening [Clin Chim Acta 447 (2015) 105-114]. Clin Chim Acta 2016；456：180-183.
4. 島田一彦：第2章 血球計数検査5項目（血液中にある細胞成分の数や量）. 高齢者の臨床検査値の見方・考え方. 佐守友博, 高橋浩監修, ラボ検査研究会編：臨床病理レビュー特集 第156号 2016：12-20.
5. 徳田安春：高齢者の検査で特に留意すべきポイント. medicina 2016；53（10）：1524-1527.
6. Omura D, Sato A, Oka K, et al.：Changes in serum biochemical markers in relation to chief complaints and aging in general medicine. Acta Med Okayama 2018；72（6）：553-562.

呼吸機能の低下で変化する検査値

| 水品佳子 |

1. 加齢でこの検査値が変化!

加齢で起こる身体の変化

①呼吸筋の筋力低下:呼吸に関与する筋力（横隔膜や肋間筋）が低下する
②胸壁の硬化:肋軟骨の石灰化などの影響によって、胸壁が硬化する
③肺弾性収縮力の低下:伸展した肺組織が元に戻ろうとする力が低下する
④上気道反射（咳反射・嚥下反射）の低下
⑤気道上皮の線毛機能の低下
⑥睡眠時の無呼吸やいびきの頻度の増加

加齢に伴って…

● 呼吸器は外気と接触するため、有害・汚染物質にさらされる。高齢者では、それらに曝露される期間が長く、徐々に影響が大きくなる
● 呼吸運動自体の負荷により、経時的に呼吸器に構造的変化や変性が生じる
● 呼吸器を調節する中枢神経系や自律神経系が、加齢の影響を受ける

この結果…

検査値の変化

● 呼吸機能検査値の変化
  ▶ 肺活量、吸気・呼気予備量 ⬇
  ▶ 残気量 ⬆
  ▶ 肺拡散能 ⬇

● 動脈血液ガス分析結果の変化
  ▶ PaO_2 ⬇

● 最大酸素摂取量 ⬇

● 睡眠時無呼吸の悪化

● 誤嚥性肺炎の頻度の増加

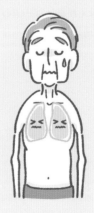

加齢によって呼吸機能が低下する理由

　高齢者では、さまざまな臓器で生理機能が低下します。特に呼吸器は、加齢や老化による影響が大きい臓器の1つです。

　その原因としては、以下のようなことが挙げられます。

> ①呼吸器は外気と接触するため、有害・汚染物質にさらされる。高齢者では、それらに曝露される期間が長く、徐々に影響が大きくなる。
> ②呼吸運動自体の負荷により、経時的に呼吸器に構造的変化や変性が生じる。
> ③呼吸器を調節する中枢神経系や自律神経系が、加齢の影響を受ける。

　これらの結果として、以下のような変化が生じます。

1)呼吸筋の筋力低下

　呼吸に関与する筋力(横隔膜や肋間筋)は、加齢や老化とともに低下していきます。

2)胸壁の硬化

　肋軟骨の石灰化などの影響によって、胸壁が硬化していきます。

3)肺弾性収縮力の低下

　ゴムを伸ばすと、伸ばしたゴムが縮もうとする力がはたらきます。肺組織も同様で、肺が膨らむ、つまり肺組織が伸展すると、それがもとに戻ろうとする力がはたらきます。そのもとに戻ろうとする力が肺の弾性収縮力です。

　呼気の際には横隔膜や肋間筋が弛緩することで胸郭が縮小し、肺は弾性収縮力によって縮み、呼気の気流が生じます。そのため、弾性収縮力の低下は呼出力の低下を引き起こします。高齢者で肺弾性収縮力が低下する原因を表1に示します。こういった肺組織の変化は「老人肺」と表現されます。

　また、加齢に伴い上気道反射(咳反射・嚥下反射)が低下し、誤嚥も生じやすくなります。食物残渣や口腔内常在菌の誤嚥が増加し、加齢に伴い気道上皮の線毛機能が低下することで、誤嚥性肺炎の頻度が増加します[1-4]。

表1　老人肺における肺組織像

- ●肺胞壁や間質における弾性線維の変性・減少
- ●肺胞導管の拡張
- ●肺胞孔の増加

特におさえておきたい
安静時・運動時・睡眠時の変化

　ではここから、「安静時の呼吸機能」「運動時の呼吸機能」「睡眠時の呼吸」について、加齢に伴う変化を解説します。

1)安静時の呼吸機能

　日本呼吸器学会肺生理専門委員会が2014年に作成した、「LMS法による日本人のスパイロメトリー新基準値」の日本人の呼吸機能検査の正常予測式を表2に示します。この予測式のように、呼吸機能検査結果は年齢とともに徐々に低下します[5,6]。

　努力肺活量測定時の呼気速度をグラフにしたものが、フローボリュームカーブです(図1)。加齢に伴い肺弾性収縮力が低下することで呼気流速は低下しやすくなり、健常者であってもフローボリュームカーブの下降脚は、徐々に下に凸に変化していきます。同様の理由から、1秒量(FEV_1)、1秒率(FEV_1/FVC)および最大呼気流量(MEF)も低下します。

　肺気量分画の変化を図2・表3に示します。肺気量分画とは、肺の中の気体の量の分画のことで、各肺気量をスパイロメーターによる呼吸曲線の呼吸レベル(最大吸気位、最大呼気位、安静吸気位、安静呼気位)にしたがって分類したものです。

　加齢に伴い肺弾性収縮力が低下し、末梢気道閉塞も生じやすくなるため、残気量が増加します。一方で、全肺気量は変化しないため、残気率(残気量/全肺気量)が増加します。全肺気量が変化せず、残気量が増加するため、吸気予備量および呼気予備量は減少します。なお、機能的残気量については加齢の影響をあまり受けないとする報告もあります。

　また、一般呼吸機能検査では測定できませんが、クロージングボリューム(CV：肺末梢気道が閉塞する肺気量)も加齢により増加します。ΔN_2(クロージングボリューム測定時の第III相の勾配で換気不均等を示す指標)も加齢により増加し、それにより肺拡散能力も低下します。

　肺拡散能力の低下に伴い、動脈血液ガス分析では動脈血酸素分圧(PaO_2)が低下し、PaO_2の予測値は

表2 呼吸機能検査の正常予測式

●男性（FEV₁、FVC、FEV₁/FVC：17－95yrs、VC：17－90yrs）
予測式　h：身長cm、a：年齢yrs、m－s：年齢(a)毎のM-spline

FEV$_1$	exp$(-7.5722+1.9393\times\ln(h)-0.3068\times\ln(a)+m-s)$
FVC	exp$(-8.8877+2.1494\times\ln(h)-0.1891\times\ln(a)+m-s)$
VC	exp$(-8.8317+2.1043\times\ln(h)-0.1382\times\ln(a)+m-s)$
FEV$_1$/FVC	exp$(1.2578-0.1948\times\ln(h)-0.1220\times\ln(a)+m-s)$

●女性（FEV₁、FVC、VC、FEV₁/FVC：17－93yrs）
予測式　h：身長cm、a：年齢yrs、m－s：年齢(a)毎のM-spline

FEV$_1$	exp$(-6.9428+1.8053\times\ln(h)-0.3401\times\ln(a)+m-s)$
FVC	exp$(-8.3268+2.0137\times\ln(h)-0.2029\times\ln(a)+m-s)$
VC	exp$(-8.0707+1.9399\times\ln(h)-0.1678\times\ln(a)+m-s)$
FEV$_1$/FVC	exp$(1.2854-0.1844\times\ln(h)-0.1425\times\ln(a)+m-s)$

FEV₁：1秒量
FVC：努力肺活量
VC：肺活量
FEV₁/FVC：1秒率

図1 加齢によるフローボリュームカーブの変化

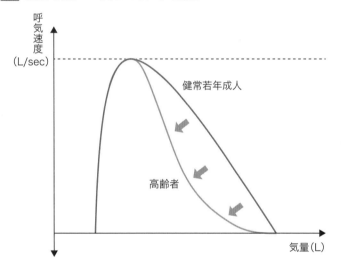

加齢に伴い、努力呼気時の呼気速度が低下しやすくなり、フローボリュームカーブの下降脚は下に凸の波形を描くようになる

図2 加齢による肺気量分画の変化

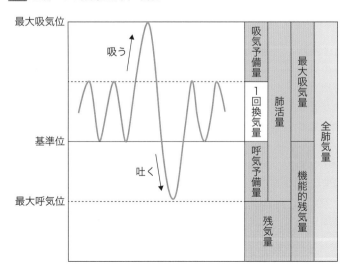

	不変
	減少
	増加

表3 加齢による肺気量分画の変化

不変	●全肺気量
増加	●残気量 ●機能的残気量 ●残気率
減少	●肺活量 ●吸気予備量 ●呼気予備量

「PaO$_2$（予測値）＝102−0.3×年齢」で計算されます。一方で、動脈血二酸化炭素分圧（PaCO$_2$）やpHは加齢の影響はほとんど受けません。

2）運動時の呼吸機能

最大酸素摂取量は、単位時間あたりに組織が酸素を取り込む最大の量を示し、運動負荷した被検者の呼気を採取して計測されます。最大酸素摂取量は運動耐容能の指標で、加齢とともに筋力低下や呼吸器の変化により、**直線的に低下**します。

加齢による運動負荷時の呼吸機能の変化を、**表4**に示します。高齢者の運動時の呼吸は、胸郭が硬化し横隔膜筋力が低下することで、運動時にも1回換気量を増加させることが困難となり、そのぶん**呼吸回数増加が顕著**になる傾向があります。末梢気道が閉塞しやすくなるため、呼気終末の残気量は増加し、健常者であっても高齢になると過膨張した肺で呼吸している状態となります。そのため、高齢者では換気の効率が低下し、息切れによって運動が制限されます。

表4 加齢による運動負荷時の呼吸機能の変化

増加	● 呼吸数 ● 死腔換気率 ● 呼気終末残気量
減少	● 最大酸素摂取量 ● 1回換気量

3）睡眠時の呼吸

高齢者では若年者と比較して、**睡眠時の無呼吸**が生じやすく、**いびきの頻度も上昇**します。

その原因としては、①呼吸中枢が容易に不安定化する、②脳幹部の睡眠中枢の老化、③化学受容体の反応性の低下、④上気道の支持筋力の低下、などが挙げられます。加えて、**飲酒や睡眠薬の服用**は睡眠時無呼吸の増悪因子となるため、注意が必要です。

また、心疾患や中枢神経疾患を合併している場合には、加齢に伴い**チェーン・ストークス呼吸**のような周期性呼吸も増加することが報告されています。

Column コラム　　**肺年齢について**

2007年に慢性閉塞性肺疾患に対する啓発目的で「肺年齢」という指標が提唱されました。これは、呼吸器疾患に対する意識を「年齢」という身近な指標を用いて高めることで、一般市民における肺の健康に対する理解を深めるものです。

具体的には、2001年に日本呼吸器学会肺生理専門委員会が発表した「日本人のスパイログラムと動脈血液ガス分圧基準値」に示されている、1秒量の正常予測式に実際に測定した1秒量や身長・年齢を入力し、年齢を逆算することで肺年齢を算出します。

しかしながら、**健常者の約半数において実年齢より肺年齢が高く算出される傾向**があり、許容すべき年齢範囲も考慮されていません。日本人のスパイログラム基準値については、LMS法による新基準値が2014年に発表されていることもあり、日本呼吸器学会は、「『肺年齢』が実年齢とどのくらい乖離していれば異常とするかなどにこだわることなく、これまで通り、あくまでも疾患の啓発や禁煙指導の参考に使用していただきたい」とステートメントを発表しています。　　　　　　　　　　　（水品佳子）

〈参考〉
日本呼吸器学会ホームページ：肺年齢に関するステートメント.
https://www.jrs.or.jp/https://www.jrs.or.jp/activities/guidelines/statement/20191217170833.html(2022/10/25アクセス)

2. 特に注意が必要な検査値・症状の変化

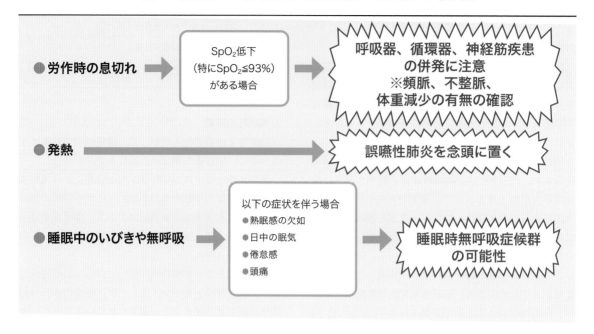

加齢に伴い、**労作時に息切れ**しやすくなります。一方、加齢に伴う息切れに、治療を要する呼吸器疾患や循環器疾患、神経筋疾患を合併している場合もあります。

呼吸状態を簡便に把握できる客観的指標として、パルスオキシメーターによる**経皮的動脈血酸素飽和度**（SpO_2）測定があります。加齢に伴うPaO_2低下に伴いSpO_2も変化しますが、**加齢のみでSpO_2が93%以下になることはまれです**（**表5**）[7]。息切れを訴える高齢者では、まずはSpO_2を測定してみることは、**病的な息切れであるかどうかの判断に有用**です。同時に**頻脈**や不整脈の有無にも注意をします。

高齢者の発熱をみた場合、誤嚥性肺炎の可能性を常に念頭に置く必要があります。食事時にむせるといった典型的な症状を認めることもありますが、咳反射が減弱し、明らかなむせがなくても誤嚥を生じている場合があります。

また、加齢とともに睡眠中に無呼吸が生じやすくなり、いびきの頻度も上昇します。睡眠時無呼吸症候群に伴い、**熟眠感の欠如**や**日中の眠気**、**倦怠感**や**頭痛**を生じる場合もあります。

表5 PaO_2とSpO_2の換算表

PaO_2 (Torr)	SpO_2 (%)
40	75
50	85
55	88
60	90
70	93
80	95
104	98

PaO_2（予測値）＝102－0.3×年齢

90歳でのPaO_2予測値＝75Torr →
80歳でのPaO_2予測値＝78Torr →
70歳でのPaO_2予測値＝81Torr →

※Hb15g/dL、pH7.4、37℃の条件下で計算

3. 行いたいケア・対応

- ● 息切れに注意する
- ● 誤嚥性肺炎に注意する
- ● 喫煙者には禁煙指導する
- ● 症状がある場合は睡眠時無呼吸症候群を疑い、治療につなげる

1)息切れに対する声かけや観察を行う

　加齢に伴って、労作時に呼吸回数が増加しやすくなり、末梢気道閉塞も加わることで、残気量増加による肺過膨張が生じ、息切れが増強しやすい傾向があります。そのため、労作時息切れを訴える高齢者に対しては、**十分な呼気時間を確保するよう、「ゆっくり息を吐きながら動くように」声がけをすること**が有効です。

　また、加齢のみでも息切れは増強しますが、息切れを生じる疾患(呼吸器疾患や循環器疾患、神経筋疾患など)も加齢に伴い頻度が増加します。そういった疾患を見逃さないよう、SpO_2や脈拍の確認、体重減少の有無などに注意をし、医師への診察依頼も検討します。

　患者本人が息切れを認識しないままに、行動範囲を制限することで息切れを代償している場合もありますので、**息切れで生活が制限されていないかどうかを問診すること**も大切です[8]。

2)誤嚥性肺炎のリスクがあることを常に念頭に置く

　また、誤嚥性肺炎への注意も重要なポイントです。高齢者では、常に誤嚥性肺炎のリスクがあることを念頭に置き、安全に食事が継続できるようにするための工夫も必要です。口腔内細菌を減少させ、口腔機能を維持・向上させる目的での口腔ケアは重要であり、歯科への定期受診を勧めます。食事の姿勢や摂取方法、食事形態の工夫も誤嚥を減らすポイントです。

　嚥下に関連する筋力を維持するために、日ごろから音読や歌唱といった発声の習慣をつけ、咳嗽を含めた呼出力を維持するためにADLを維持していくことも大切です[9,10]。

3)喫煙者には禁煙指導する

　喫煙は、**息切れの悪化や肺炎発症のリスク**になりますので、喫煙者には禁煙を指導し、指導のみで禁煙が難しい場合には、禁煙外来の受診を勧める方法もあります。

4)睡眠時無呼吸症候群を疑い、治療につなげる

　加齢に伴い、睡眠時無呼吸症候群の頻度は増加します。睡眠時無呼吸症候群は日中の眠気や頭痛、高血圧を悪化させ、脳卒中や虚血性心疾患のリスクを上昇させます。いびきや無呼吸に加えて、睡眠時無呼吸症候群に伴う症状が疑われる場合には、医療機関の受診および精査を勧めることも必要です。

〈引用文献〉
1.山口泰弘:高齢者の気道・肺機能. 日本気管食道科学会会報 2014;65(5):395-402.
2.石井正紀:加齢に伴う呼吸器系の変化−高齢者の肺機能検査を中心に−. ディサースリア臨床研究 2017;7(1):56-59.
3.日本呼吸器学会肺生理専門委員会編:臨床呼吸機能検査 第8版. メディカルレビュー社, 東京, 2016.
4.別役智子:呼吸器のアンチエイジング. アンチ・エイジング医学 2015;11(2):235-240.
5.Kubota M, Kobayashi H, Quanjer PH, et al. :Reference values for spirometry, including vital capacity, in Japanese adults calculated with the LMS method and compared with previous values. *Respir Investig* 2014;52(4):242-250.
6.日本呼吸器学会肺生理専門委員会「呼吸機能検査ガイドラインII」作成委員会編:呼吸機能検査ガイドラインII. メディカルレビュー社, 東京, 2006.
7.東條尚子:呼吸機能検査の基準値とその使い方, 今後の課題(4)血液ガス, SpO_2, DLco. 呼吸 2011;30(10):884-890.
8.寺本信嗣:理解! なっとく! 高齢患者の呼吸ケア 速習ポイント12 Theme 2 呼吸機能の特徴. 呼吸器ケア 2013;11(4):435-436.
9.伊東七奈子:誤嚥性肺炎の予防のための日常の看護. Nutrition Care 2020;13(9):850-856.
10.内海裕也, 柳澤幸夫, 高瀬広詩, 他:重症サルコペニアの誤嚥性肺炎予防に対する呼気筋トレーニングの効果〜ケースレポート〜. 日本サルコペニア・フレイル学会雑誌 2020;4(1):69-75.

③ 心機能の低下で 変化する検査値

| 猪又孝元 |

---

1. 加齢でこの検査値が変化！

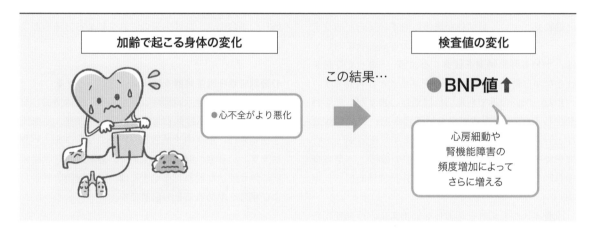

加齢で起こる身体の変化

● 心不全がより悪化

この結果…

● BNP値 ⬆

心房細動や腎機能障害の頻度増加によってさらに増える

検査値の変化

---

1) 心臓病管理における血液マーカー
：BNPと心筋トロポニン

心臓病は、大きく2つに分類されます。1つは「ポンプの病気」、そして、もう1つは「リズムの病気」です。前者、すなわち心不全では、心臓の動きや血行動態が管理の主軸となり、評価には画像診断やカテーテルによる圧力測定が用いられます。後者、すなわち不整脈は、心電図や電気生理学的検査など電気シグナルの変化をとらえる診断が主体となります。このように、これまで心臓病の世界では、血液検査が前面に立つことはまれでした。

しかし、最近になって心臓の筋肉やそれを取り巻く全身の環境を把握することが重要視され、ホルモンや筋肉成分の血液濃度を日常診療に生かす動きが盛んになりました。その代表が、**脳性ナトリウム利尿ペプチド（BNP）と心筋トロポニン**です。

心筋トロポニンは、心筋の構成タンパクで、血中濃度の上昇は心筋細胞の破壊を示唆し、急性心筋梗塞を診断する重要な検査項目です。ただし、高齢者におけ

る心筋トロポニン値にかかわる検討は乏しく、よくわかっていません。

ここでは、高齢者でその解釈に注意を要するBNPにしぼって話を進めます。

2) 心不全が「高齢者病」として増加する

心血管病の終末期病態である心不全は老年期に急増し、循環器疾患のなかで最も見すえるべき疾患です。しかも、高齢者の心不全ほど治療介入の手段が限られるため、いかに早く見つけ、受診行動へつなげられるかが重要です。代表的な症状は息切れですが、高齢者では**「年のせいで、息が切れるようになった」**などと一種の経年変化とみなされる場合が少なくありません。さらに、**記銘力低下、難聴、構語・発音障害、認知機能低下、独り暮しのために認識力が乏しいこと**に加え、**身体活動度が低く労作時息切れ自体が生じにくい**ため、具体的な行動様式に沿った聞き取りが必要です。また、**食思不振や悪心などの消化器症状、見当識障害やせん妄などの精神・神経症状**といった非特異的

な症状が前面に出ることすらあります。

　こんなまぎらわしい状況において、血液をとるだけで数字として評価できる診断ツールがあればきわめて重宝することでしょう。それがすなわち、BNPです。

3)加齢によりBNP値は大きく上昇する

　BNPの値の基本的な読み方については前述しました。

　ただし、注意すべきはBNP値が万能ではない点で

す。**BNPは、加齢に伴い濃度が上昇**することが知られています。通常用いられる18.4pg/mL未満を基準範囲と設定すると、例えば80歳女性では58pg/mLと3倍以上に上昇し(図1)[1]、心不全の診断閾値である100pg/mLに届いてしまいそうです。高齢者のBNP測定では、若年・壮年者の診断閾値をそのまま活用できないわけです。

図1 加齢によるBNP基準範囲

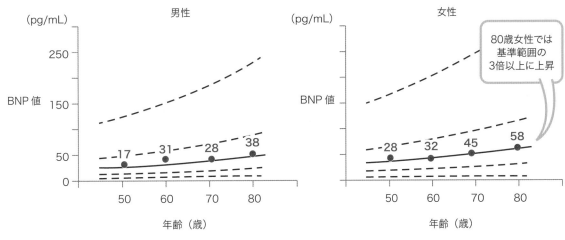

※実線は調査対象のうち低いほうから数えて50%にあたる値(中央値)を示す。破線は下からそれぞれ5%、25%、75%、95%にあたる値を示す。

(文献1より一部改変)

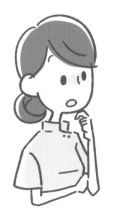

BNP値の基本的な読み方については、Part 1 ③心不全で、BNPが上がるのははぜ?(p.14)で詳しく解説しています!

2. 特に注意が必要な検査値・症状の変化

●BNP値が上昇 心房細動や腎機能障害による上昇の恐れ

1) 心房細動や腎機能障害では、大きくBNP値が上昇する

BNPは数字で表せる点で、とても便利な診断ツールです。しかし、実際の現場で首をかしげる場面が多く感じてしまうのは、その数字をおおいに変えてしまう修飾因子が少なくないからです。

血中BNP濃度は、**心筋からの産生量**（表1-①）と、**クリアランス受容体*1や中性エンドペプチダーゼ*2を通じての分解量**（表1-②）との差し引きで決まってきます。したがって、患者個々において解釈する際には、両者に影響を与える要因を把握したうえで微調整をかける必要があります。

なかでもBNP値を上昇させる背景として、すでに述べた**加齢**に加え、産生側としての**心房細動**と代謝側としての**腎機能障害**が代表的な因子として挙げられます。例えば、心房細動例では洞調律例より100pg/mLのBNP値の底上げ効果が見られます。また、eGFR＜60mL/分程度の腎機能障害でも、BNPの診断閾値を2倍前後に引き上げねばならないとの報告があります。

ここで着目すべきは、**心房細動や腎機能障害が加齢とともにその頻度を増し、加齢そのもののBNP値上昇効果をさらに増幅させる点**です。

2) BNPの診断的な限界：さまざまな要因で値が上下する

さらに解釈を複雑にさせているのは、BNP値自体が雑多な情報を含む臨床指標だからです。BNPは、心臓の壁応力を高めるうっ血の存在とは独立し、**心筋の質を反映し産生される**ようです。BNPは元来胎児遺伝子であり、成人の心筋には発現しません。しかし、**心筋が脱落する状況では、再生能がほぼない心筋は胎児遺伝子を動員し、補おうとします**。

この両者の足し算として、BNP値という1つの数値が構成され、同じくBNPが高値といってもどちらの要素が主体をなすのかを判断しないと、見当違いの臨床対応を生んでしまうことになります。

表1 血中BNP値の修飾要因
（↑：増加要因、↓：低下要因）

①心要因：産生状況の修飾

- wall stress/stretch（収縮性心膜炎↓）
- 心肥大/心筋リモデリング/拡張能障害↑
- 心筋虚血↑
- 心房細動↑
- 低心拍出↑※　　　　　　　　　　　　※直接反映はしない

②外要因：分解状況の修飾

- 腎機能障害↑
- 加齢↑
- 肥満↓
- 貧血↑
- 神経体液性因子↑

> BNP値はさまざまな因子の影響を把握して判断する必要がある

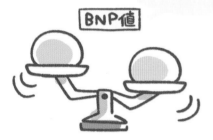

BNP値は増加要因と低下要因のバランスで決まる

BNP値

*1【クリアランス受容体】BNPの腎臓からの排泄に関与する受容体。
*2【中性エンドペプチダーゼ】タンパク質などがもつペプチド結合を分解する酵素。

3. 行いたいケア・対応

● 頸静脈怒張がないかを観察する
● BNPガイド管理の考えをもとに、薬物療法を実施する

1) セルフ指標を絡めた心不全トリアージとして、頸静脈怒張の観察が有用

BNPの絶対値が必ずしもうっ血指標と同義語ではないとすれば、現場では直接的なうっ血指標を設定する必要があります。うっ血のセルフ指標の代表は体重で、1週間で2〜3kgの増加が心不全増悪を示唆すると指導されています。ただし、心不全増悪時に体重増加を認めない例も少なくありません。

そこで、便利な身体所見として紹介したいのが頸静脈怒張です。特に高齢者では非心原性浮腫の頻度が高く、心不全に特異的な血管内うっ血指標としての頸静脈怒張は、有用性が高まります。**内頸静脈が立位・座**位で怒張することで判断しますが、外表面からは「皮膚の揺れ」として認識されます。高齢者では頸部の筋肉が萎縮しており、慣れれば医療従事者でなくとも診断は比較的容易です。

2) BNPガイド管理による心不全管理を行う

それから、心不全の基本管理（p.17）についても高齢者に当てはまりますので、こちらも参照してください。

〈引用文献〉
1. Redfield MM, Rodeheffer RJ, Jacobsen SJ, et al. : Plasma brain natriuretic peptide concentration : impact of age and gender. *J Am Coll Cardiol* 2002 ; 40(5) : 976-982.

コラム
Column　まず頸を診る

心ポンプ異常に伴う病的徴候は、pressure（圧）に起因します。肺水腫も、下腿浮腫も、心血管内圧の上昇によります。頸静脈怒張が実地で汎用されるのは、pressureを直接に反映できるからです。

頸静脈怒張の診察ポイントは2つあり、1つは立位でも重力に逆らって頸静脈が怒張すること、もう1つは静脈弁が発達していない内頸静脈（特に右）で怒張を判断することです。内頸静脈は皮下の奥深くに位置し、外見上血管という形でなく皮膚の揺れとして認識されます。右心不全の目安として「45度半座位で胸骨角から4.5cm」と記載されることも多いですが、わが国の診療実態には合いません。座位で頸静脈怒張がみられれば、中心静脈圧の高値を疑ってよいでしょう。

ところで、頸の皮膚が揺れるもう1つの原因として頸動脈拍動が挙げられますが、頸静脈怒張との鑑別は容易です。触ってみればよいのです。頸動脈拍動は動脈の拍動のため、拍動を圧として指に感じます。一方で、頸静脈怒張は圧として指に感じられません。頸動脈拍動の起因病態の多くは、全身の強い動脈硬化か、大動脈弁疾患の2つです。したがって、頸静脈怒張でも頸動脈拍動でも、立位・座位で頸の皮膚が揺れていたら、何らかの心血管病が潜んでいると考え、一度は心エコーなどの精査を行うべきです。

患者さんが椅子に腰掛けたら、まず頸を診ましょう。

（猪又孝元）

④ タンパク質代謝の亢進で変化する検査値

| 大林光念 |

---

1. 加齢でこの検査値が変化！

加齢で起こる身体の変化

- 脂肪やタンパク質の分解
- 肝臓でのタンパク質合成能の低下

この結果…

検査値の変化

- 血中Alb値 ↓
- 血中TP値 ↓
- A/G比 ↓

疾患を抱えている場合には、
表1も考慮

表1 高齢者の低Alb血症で考慮したい原因

①栄養素の吸収能低下や消化不良などによる体外からのアミノ酸吸収不足
②肝硬変などの肝疾患による肝でのAlb合成能の低下
③ネフローゼ症候群や糸球体腎炎、タンパク漏出性胃腸炎、出血、外傷などに伴うAlbの体外への喪失・漏出
④感染症、慢性消耗性疾患などに伴う異化亢進状態

タンパク質は、20種類のアミノ酸がさまざまな組み合わせで数十～数千、分岐なく鎖状につながった高分子化合物です。**図1**に示すように、健常人体においては、分子レベルでの構成要素のうちタンパク質が全体の17％を占めますが、何らかの疾病により生体が「異化*1亢進」の状態に陥り、その割合が11.9％を下回ると、ヒトは「窒素死(=タンパク質不足がもたらす

死)」に至ります[1](**図2**)。また、ヒトの生体内には、現在の技術で測定可能な濃度を呈するタンパク質が約3,000種類存在しますが、最近の報告によると、このうち373種類のタンパク質が「老化」と関連することが明らかとなっています[2]。すなわち、「血中の373種類のタンパク質を測定することは、生体全体で起こっている加齢に伴う変化を確認することに等しい」と言え

*1【異化】有機化合物が分解される過程。

図1 分子レベルで見た健常人体の構成要素

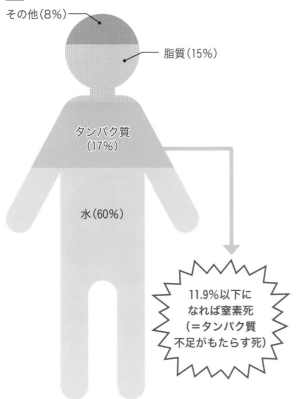

その他(8%)

脂質(15%)

タンパク質
(17%)

水(60%)

11.9%以下に
なれば窒素死
(=タンパク質
不足がもたらす死)

図2 栄養不良に起因する生理的変動

健常時の除脂肪体重(lean body mass)を
100%とすると…

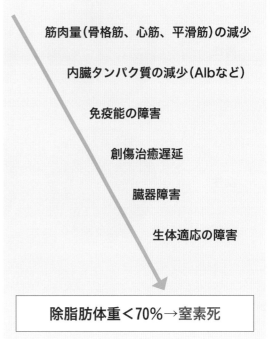

筋肉量(骨格筋、心筋、平滑筋)の減少

内臓タンパク質の減少(Albなど)

免疫能の障害

創傷治癒遅延

臓器障害

生体適応の障害

除脂肪体重<70%→窒素死

るのです。

　ではここから、この373種類のタンパク質のなかでも、特に臨床現場で高齢者医療の重要な指標となる「血中アルブミン(Alb)値」「血中総タンパク(TP)値」ならびに「血中アルブミン/グロブリン(A/G)比」について説明していきます。

1)Alb値の低下

　タンパク質のなかでも、加齢によってその数値が低下傾向を示す代表的な検査項目が、血中Alb値です。**図3**[3]に示すように、日本人高齢者(65歳以上)における低Alb血症(血中Alb値≦3.5g/dL)の存在比率は、男女とも外来通院患者で約10人に1人、在宅療養患者では約3人に1人、長期療養施設入居者に至っては約2.5

人に1人ときわめて高いことが古くから知られていますが[3]、栄養サポートが以前に比べて充実してきた現在でも、残念ながらその数値はほとんど変わっていません。

　このように、高齢者で低Alb血症をきたしやすい原因としては、タンパク質摂取量の低下、特に消化吸収率の良好な肉類の摂取量低下で脂肪や筋肉の分解が起こる一方、加齢に伴い肝臓での**タンパク質の合成能も低下**していることから、**マラスムス・クワシオルコル混合型**[*2]の栄養障害が生じるためとされています[4,5]。しかし、高齢者の場合には、非高齢者に比べ何らかの疾患を抱えているケースも多いことから、**表1**(p.86)が加わっている可能性も十分考慮する必要があります[6]。

---

*2【マラスムス・クワシオルコル混合型】マラスムス型は慢性の栄養障害で、タンパク質と摂取エネルギーが少ないことで生じる。クワシオルコル型は、
　　タンパク質の摂取が少ないことで生じる病態で、体重減少はあまりない。

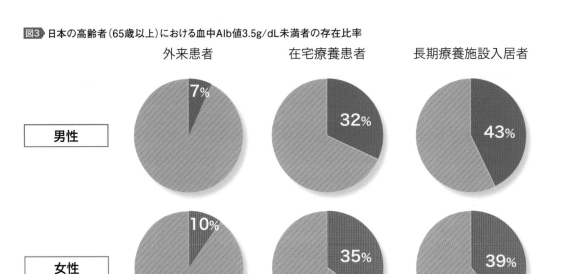

図3 日本の高齢者（65歳以上）における血中Alb値3.5g/dL未満者の存在比率

外来患者　　　　　在宅療養患者　　　長期療養施設入居者

男性

7%　　　　　32%　　　　43%

女性

10%　　　　35%　　　　39%

（文献3より一部改変）

2）TP値の低下

　血中TP値のうち血中Alb値が占める割合が、おおむね3分の2であることを考えれば、血中TP値もまた加齢によってその数値が低下傾向を示す代表的な検査項目であることは明白です。ただし、**血中TP値の低下は血中Alb値の低下に比べ軽度で**、過去のわが国の報告によると、男性では20〜39歳の平均7.14g/dLに対し高齢者（65歳以上）では7.07g/dL、女性でも20〜39歳の平均7.09g/dLに対し高齢者では7.04g/dLとわずかに低い程度にすぎません[9]。

　したがって、高齢者の血中TP値を見る際に注意すべきは、「**運動などの生活習慣の差からくる、生理的変動による個人差**」です。すなわち、高齢者の血中TP値の評価に際しては、基準値との比較より個々人における数値の変動（推移）に重きを置くべきと言えます。

　ちなみに、血中TPのうち血中Alb以外のタンパク質をこまかく見ていくと、加齢に伴い減少しやすいものの代表としては、生活基本系タンパク質と称される**トランスサイレチン（TTR）**や**トランスフェリン（Tf）**、**免疫グロブリンM（IgM）**などが挙げられます[10]。一方、加齢に伴い増加しやすいものの代表には免疫グロブリンG（IgG）、免疫グロブリンA（IgA）といったIgM以外の免疫グロブリンがあります。

3）A/G比の低下

　先に述べたように、血中Alb値が低下傾向にあるうえ、IgM以外の免疫グロブリンが増加しやすいことから、アルブミン（A）とグロブリン（G）の量の比率を示すA/G比が低下する傾向にあります。日常診療の場で、血中TP値が基準範囲内の場合でも、このA/G比が基準範囲外を示し、なんらかの隠れた異常の存在が疑われることは少なくありません。

　つまり、**A/G比は血中TP値だけでは推測できない疾患の可能性を探るための指標**であり、同値が基準値未満の場合には栄養不良以外にも**各種肝疾患、ネフローゼ症候群、骨髄腫、悪性腫瘍**などの存在を疑う必要があるのです。それゆえ、高齢者においてこれらの疾患の鑑別を行う際には、より慎重な判定、そして十分な追加検査が必要となります。

2. 特に注意が必要な検査値・症状の変化

● 血中Alb値<3.5g/dL ➡ 急性脳卒中や合併症のリスク↑

血中Alb値が3.5g/dL未満になると血管外へ水分が漏出し、浮腫や腹水が出現します。また、過去の報告によると、**急性脳卒中(脳梗塞＋脳出血＋くも膜下出血)患者においては、低Alb血症(血中Alb値<3.5g/dL)群における平均在院日数は非低Alb血症群の約2倍、入院中の誤嚥性肺炎を含む合併症の出現率は非低Alb血症群の約3倍だったとされています(図4)**[7]。したがって、**血中Alb値が3.5g/dL未満となった原因を鑑別し、その改善に取り組むことが、栄養管理の第一歩としてきわめて重要です**。

なお、当然のことながら、高齢者の栄養不足リスクは低Alb血症が進行し、体重減少が増加するにつれて高度となります。特に、**体重減少率≧20%、かつ血中Alb値<2.5g/dL**を呈した場合は、窒素死に至りかねない危険な状態であることを認識しなければなりません。このことを念頭に、近年では各医療施設にお

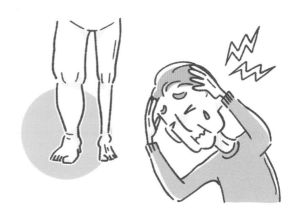

ける栄養サポートチーム(NST)回診の対象患者抽出に「低Alb血症患者抽出システム(血中Alb≦2.5mg/dLの患者さんを自動的に抽出するシステム)」を導入するケースも増えてきています[8]。

図4 急性脳卒中患者の栄養不良と予後

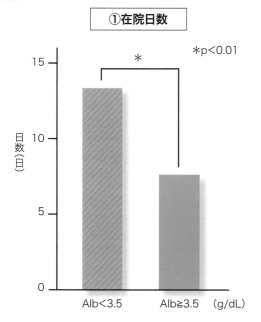

①在院日数

*p<0.01

日数(日)

Alb<3.5　Alb≧3.5　(g/dL)

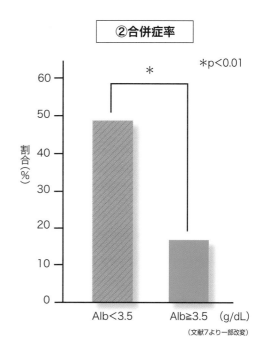

②合併症率

*p<0.01

割合(%)

Alb<3.5　Alb≧3.5　(g/dL)

(文献7より一部改変)

3. 行いたいケア・対応

● 鶏卵の摂取を勧める

　むろん、高度な低Alb血症を呈する高齢者に対して
は、経口摂取のみならず、経管栄養や経静脈栄養も駆
使して血中Alb値の改善に努める必要がありますが、
血中Alb値が3.5g/dL未満となった高齢者に対し、早
期からの積極的介入として勧めてほしいのは、タンパ
ク質消化吸収率補正アミノ酸スコア(PDCAAS:タン
パク質が消化吸収され、体内で使用される割合を示し
たもの)が良好で、消化吸収率も高い**鶏卵を摂取**する
方法です[4]。

〈引用文献〉
1. Beddhu S, Ramkumar N, Pappas LM: Normalization of protein intake by body weight and the associations of protein intake with nutritional status and survival. J Ren Nutr 2005;15(4):387-397.
2. Lehallier B, Gate D, Schaum N, et al.: Undulating changes in human plasma proteome profiles across the lifespan. Nat Med 2019;25(12): 1843-1850.
3. 松田朗, 小山秀夫, 杉山みち子:厚生労働省老人保健事業推進等補助金「高齢者の栄養管理サービスに関する研究」報告書. 国立健康・栄養研究所, 1997.
4. 長谷川範幸, 田中光, 柳町幸, 他:4. 高齢者の栄養状態と予後. 日本老年医学会雑誌 2010;47(5):433-436.
5. 佐竹昭介:(2)高齢者における低栄養の問題. 日本医事新報 2016;4797:33-40.
6. 矢田豊, 渡辺明治:血清アルブミン測定の臨床的意義. 臨床検査 2004;48(5): 513-519.
7. Martineau J, Bauer JD, Isenring E, et al.: Malnutrition determined by the patient-generated subjective global assessment is associated with poor outcomes in acute stroke patients. Clin Nutr 2005;24(6):1073-1077.
8. 園田優衣, 大林光念:検体検査編「NSTレポート」. 臨床検査 2017;61(11):1428-1435.
9. 富田明夫, 木沢仙次, 新井哲輝:高齢者の正常値・基準値の考え方, 生化学検査27項目における検討. 日本老年医学会雑誌 1999;36(7):449-456.
10. 岡部紘明:4. 高齢者の臨床検査基準値. モダンメディア 2005;51(8):195-203.

コラム
Column 　血漿アミノ酸濃度パターン(アミノグラム)検査

　近年、個々人における血漿アミノ酸濃度パターン
(アミノグラム)に着目し、その変化から個々人の健
康状態を判断し、予防や治療、栄養管理に役立てよ
うとする動きが活発化しています。

　かねてより、さまざまな疾患で血漿中に存在する
20種類の各アミノ酸の濃度が健常者とは異なるパ
ターンを呈することが知られてはいましたが、①こ
のパターンには個人差が大きいこと、あるいは、②
アミノ酸分析の再現性に問題を抱えていたことか
ら、これまでこの変化に着目した臨床検査は先天性
代謝異常や肝疾患などに対してのみ使用されていま
した。

　しかし、アミノ酸分析学が格段に進歩した近年で
は、アミノグラムを用いた各種がんリスクスクリー
ニングや各種生活習慣病リスクスクリーニング、認
知症リスクスクリーニング、CRPやSAA、TNF-α、
IL-6、便中カルプロテクチンといった炎症マーカー
からの情報のみでは不可能な、潰瘍性大腸炎とク
ローン病との鑑別などが広く行われるようになって
います。

　ターゲットとする疾患によっては、依然検査の精
度や有用性に課題も残るアミノグラム検査ではあり
ますが、先制医療の重要性が叫ばれる時代に、タン
パク質の元となるアミノ酸の見地からこのような検
査が可能になったことは、日常診療の場において、
きわめて画期的なことであるといえます。

(大林光念)

⑤ 糖・脂質代謝の低下で変化する検査値

| 吉田　博 |

---

1. 加齢でこの検査値が変化！

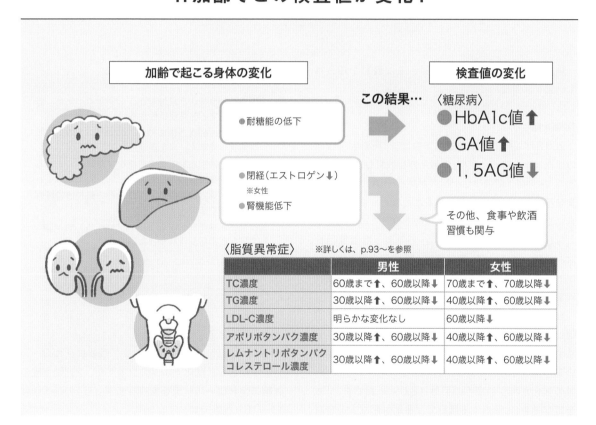

〈脂質異常症〉 ※詳しくは、p.93〜を参照	男性	女性
TC濃度	60歳まで↑、60歳以降↓	70歳まで↑、70歳以降↓
TG濃度	30歳以降↑、60歳以降↓	40歳以降↑、60歳以降↓
LDL-C濃度	明らかな変化なし	60歳以降↓
アポリポタンパク濃度	30歳以降↑、60歳以降↓	40歳以降↑、60歳以降↓
レムナントリポタンパクコレステロール濃度	30歳以降↑、60歳以降↓	40歳以降↑、60歳以降↓

糖尿病

　まず基本的なこととして、診断の際には血漿の血糖値を用い、臨床現場即時検査（POCT）機器や簡易血糖測定器（持続グルコースモニタリングを含む）によって測定された全血の血糖値は用いられません。糖尿病の診断は、空腹時血糖（≧126mg/dL）または75g経口ブドウ糖負荷試験（OGTT）2時間値（≧200mg/dL）ある

いは随時血糖（≧200mg/dL）と、1〜2か月間の血糖変動を反映するHbA1c（HbA1c≧6.5％で糖尿病と診断される）などの検査値を組み合わせて行われます（図1）[1]。

　日本の糖尿病患者は1,000万人を超えており、その3分の2は60歳以上、半数が70歳以上と推定されています。**加齢とともに耐糖能は低下し**、おのずと糖尿病の有病率が増加するため、日本の糖尿病診療において高齢患者は主要な対象です。

図1 空腹時血糖値および75gOGTTによる判定区分

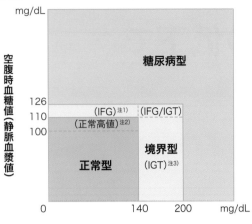

注1)IFGは空腹時血糖値110～125mg/dLで、2時間値を測定した場合には140mg/dL未満の群を示す（WHO）。ただしADA（米国糖尿病学会）では空腹時血糖値100～125mg/dLとして、空腹時血糖値のみで判定している。

注2)空腹時血糖値が100～109mg/dLは正常域ではあるが、「正常高値」とする。この集団は糖尿病への移行やOGTT時の耐糖能障害の程度からみて多様な集団であるため、OGTTを行うことが勧められる。

注3)IGTはWHOの糖尿病診断基準に取り入れられた分類で、空腹時血糖値126mg/dL未満、75gOGTT2時間値140～199mg/dLの群を示す。

IFG：impared fasting glucose（空腹時血糖異常）
IGT：impared glucose tolerance：（耐糖能異常）

（文献1、p.28より引用）

　高齢者糖尿病の特徴としては、主に**表1**[2]が知られています。

1)HbA1c

　2013年以降に日本糖尿病学会は、「高齢者糖尿病の血糖コントロール目標」の考え方を改訂しました（**図2**）[2]。合併症予防のエビデンスがあるHbA1c 7.0%未満を基本とし、低血糖を生じることなく、より正常に近い血糖管理が可能な患者さんは6.0%未満、困難な人は8.0%未満としました[1,2]。このような治療目標は、年齢、罹病期間、臓器障害、低血糖の危険性やサポート体制などを考慮して個別に設定するとされています。

　高齢者糖尿病においても、合併症の予防のための目標はHbA1c 7.0%未満です。ただし、適切な食事療法や運動療法だけで達成可能な場合、または薬物療法の副作用なく達成可能な場合の目標は6.0%未満、治療の強化が難しい場合の目標は8.0%未満です。「カテゴリーⅢ」に該当する状態で、多剤併用による有害事象が懸念される場合や、重篤な併存疾患を有し、社会的サポートが乏しい場合などには、8.5%未満を目標とすることも許容されることになっています。

2)その他のマーカー

　HbA1cと異なり、糖尿病の診断には使用できませんが、診断後の経過観察などでは保険医療で測定できる検査項目にグリコアルブミン（GA）とアンヒドロ-

表1 高齢者糖尿病の特徴

> ①低血糖や食後の高血糖を起こしやすく、また、低血糖に対する生体反応性が弱い
>
> ②腎機能など臓器予備能の低下により、薬物の効果が増強しやすく、また副作用も生じやすい
>
> ③動脈硬化性疾患などの合併症をすでに有していることが少なくない
>
> ④認知症・認知機能障害、うつなどの精神機能障害をきたしやすい
>
> ⑤日常生活動作（ADL）の低下やフレイル、サルコペニアなど老年症候群をきたしやすい

（文献2、p.1-2を参考に作成）

D-グルシトール（1,5AG）があり[3]、成人と高齢者で同様の濃度変化を示します。

　GAは血清アルブミンのリジン[*1]残基にグルコース（糖）が結合した糖化アルブミンですが、**2週間程度の血糖コントロール状況を反映します**。GAの基準値は11～16%程度です。

　1,5AGの構造はグルコースに酷似したポリオール[*2]で、主に食物より供給され、正常では腎の尿細管で99%再吸収されますが、高血糖に伴うグルコース排泄（尿糖）により、再吸収が競合阻害を受け、尿中へ喪失して血中濃度が低下します。このため、軽症糖尿病のごく最近の血糖変動の把握に優れています。1,5AGの基準値は14.0μg/mL以上とされ、**過去数日間の血糖コントロールを反映します**。

---

*1【リジン】必須アミノ酸の1つ。
*2【ポリオール】1つの分子の中に水酸基（−OH）を2つ以上有する化合物。

図2 高齢者糖尿病の血糖コントロール目標（HbA1c値）

患者の特徴・健康状態[注1)]		**カテゴリーⅠ** ①認知機能正常 かつ ②ADL自立		**カテゴリーⅡ** ①軽度認知障害〜軽度認知症 または ②手段的ADL低下、基本的ADL自立	**カテゴリーⅢ** ①中等度以上の認知症 または ②基本的ADL低下 または ③多くの併存疾患や機能障害
重症低血糖が危惧される薬剤(インスリン製剤、SU薬、グリニド薬など)の使用	なし[注2)]	**7.0%**未満		**7.0%**未満	**8.0%**未満
	あり[注3)]	65歳以上75歳未満 **7.5%**未満 (下限6.5%)	75歳以上 **8.0%**未満 (下限7.0%)	**8.0%**未満 (下限7.0%)	**8.5%**未満 (下限7.5%)

治療目標は、年齢、罹病期間、低血糖の危険性、サポート体制などに加え、高齢者では認知機能や基本的ADL、手段的ADL、併存疾患なども考慮して個別に設定する。ただし、加齢に伴って重症低血糖の危険性が高くなることに十分注意する。

注1)認知機能や基本的ADL(着衣、移動、入浴、トイレの使用など)、手段的ADL(IADL：買い物、食事の準備、服薬管理、金銭管理など)の評価に関しては、日本老年医学会のホームページ(http://www.jpn-geriat-soc.or.jp/)を参照する。エンドオブライフの状態では、著しい高血糖を防止し、それに伴う脱水や急性合併症を予防する治療を優先する。

注2)高齢者糖尿病においても、合併症予防のための目標は7.0%未満である。ただし、適切な食事療法や運動療法だけで達成可能な場合、または薬物療法の副作用なく達成可能な場合の目標を6.0%未満、治療の強化が難しい場合の目標を8.0%未満とする。下限を設けない。カテゴリーⅢに該当する状態で、多剤併用による有害作用が懸念される場合や、重篤な併存疾患を有し、社会的サポートが乏しい場合などには、8.5%未満を目標とすることも許容される。

注3)糖尿病罹病期間も考慮し、合併症発症・進展阻止が優先される場合には、重症低血糖を予防する対策を講じつつ、個々の高齢者ごとに個別の目標や下限を設定してもよい。65歳未満からこれらの薬剤を用いて治療中であり、かつ血糖コントロール状態が図の目標や下限を下回る場合には、基本的に現状を維持するが、重症低血糖に十分注意する。グリニド薬は、種類・使用量・血糖値等を勘案し、重症低血糖が危惧されない薬剤に分類される場合もある。

【重要な注意事項】糖尿病治療薬の使用にあたっては、日本老年医学会編「高齢者の安全な薬物療法ガイドライン」を参照すること。薬剤使用時には多剤併用を避け、副作用の出現に十分に注意する。

(文献1、p.107より引用)

脂質異常症

脂質異常症の診断のための検査は、空腹時の採血で行われます。空腹時とは、10時間以上の絶食を意味していますが、水やお茶などのエネルギーのない水分は摂取してもかまいません。

LDLコレステロール(LDL-C)濃度が**140mg/dL以上で高LDL-C血症**、HDLコレステロール(HDL-C)濃度が**40mg/dL未満で低HDL-C血症**、血清トリグリセライド(TG)濃度が**150mg/dL以上で高TG血症**と診断されます(**表2**)[4]。また、総コレステロール(TC)からHDL-Cを引いた、non HDL-Cで評価することもあります。non HDL-CはLDL-Cより30mg/dLほど高い値を示すため、170mg/dL以上が高値であると診断されます。今後、食後などの非空腹時の随時採血でも脂質異常症を診断することが認められるようになります。なお、その場合はTG濃度の基準は175mg/dLになります。

これらの診断基準においては年齢層別の設定はされていません。したがって、高齢者でも同様な基準で脂質異常症は診断されます。

1)総コレステロール(TC)、トリグリセライド(TG)

成人において、**TC濃度は男女ともに60歳まで上昇しますが、特に女性では閉経の影響から上昇の程度が大きいです。** また、男性では60歳以降は低下に転じますが、女性は70歳過ぎまで高値が続き、70歳以降に低下に転じます。

一方、血清TG濃度は男性で特に30歳を過ぎてから明らかに高くなり、60歳を過ぎてからやや低下してきます。女性も40歳以降は血清TG濃度が上昇します。

80歳以降のいわば超高齢者では、男女ともにTC値、血清TG濃度ともに低下してきます。 これら血清脂質への影響には飲酒習慣の影響、閉経の影響、食事摂取量の影響などが認められると思います。

脂質異常症診断基準

LDLコレステロール	140mg/dL以上	高LDLコレステロール血症
	120〜139mg/dL	境界域高LDLコレステロール血症**
HDLコレステロール	40mg/dL未満	低HDLコレステロール血症
トリグリセライド	150mg/dL以上 (空腹時採血*)	高トリグリセライド血症
	175mg/dL以上 (随時採血*)	高トリグリセライド血症
non-HDLコレステロール	170mg/dL以上	高non-HDLコレステロール血症
	150〜169mg/dL	境界域高non-HDLコレステロール血症**

＊基本的に10時間以上の絶食を「空腹時」とする。ただし水やお茶などカロリーのない水分の摂取は可とする。空腹時であることが確認できない場合を「随時」とする。
＊＊スクリーニングで境界域高LDL-C血症、境界域高non-HDL-C血症を示した場合は、高リスク病態がないか検討し、治療の必要性を考慮する。
・HDL-CはFriedewald式(TC−HDL-C−TG/5)で計算する(ただし空腹時採血の場合のみ)。または直接法で求める。
・TGが400mg/dL以上や随時採血の場合はnon-HDL-C(＝TC−HDL-C)かLDL-C直接法を使用する。ただしスクリーニングでnon-HDL-Cを用いるときは、高TG血症を伴わない場合はLDL-Cとの差が＋30mg/dLより小さくなる可能性を念頭においてリスクを評価する。
・TGの基準値は空腹時採血と随時採血により異なる。
・HDL-Cは単独では薬物介入の対象とはならない。

(文献4より引用)

2)LDLコレステロール(LDL-C)

　LDL-Cは、前述のTCとおおむね同様の年齢層別推移をたどります。女性における閉経の影響も同様です。HDL-C濃度は男性では明らかな変化はありませんが、**女性では60歳以降に濃度が低下**します。この原因として、1つは血清TG濃度が閉経後に高い傾向にあることと、もう1つは男性よりも身体活動が少ない傾向にあるか、あるいは筋肉量が少ないことが脂質エネルギー代謝に影響して、間接的にHDL-C濃度が低下する可能性もあります。

　言い換えれば、LDLに比べて軽微ですが、TGやHDLにも閉経の影響があります。

3)アポリポタンパク

　前述の血清脂質検査の他の代表として、**アポリポタンパク**があります。脂質異常症の表現型(タイプ分類)の診断や胆汁うっ滞などのように異常な**リポタンパク**の出現が疑われる場合の脂質異常の評価に有用です(p.96「コラム」参照)。

　HDL-Cとの関連では主にアポリポタンパクA-Ⅰ、LDL-Cとの関連ではアポリポタンパクB、TGとの関連ではアポリポタンパクC-Ⅱ、C-ⅢやEなどが役立ちます。**加齢に伴う変化はおおむねLDL、HDLとTGなどの変化に一致**します。

4)その他のマーカー

　その他に保険医療で測定する血清脂質検査には**レムナントリポタンパクコレステロール**や**リポタンパク(a)[Lp(a)]**があります。

　レムナントリポタンパクコレステロールは、TGを豊富に含むリポタンパクのコレステロール濃度なので、TGと同様の加齢変化になります(男性では30歳を過ぎてから、女性では40歳以降に高くなり、高齢になると低下します)。

　Lp(a)はLDLのアポリポタンパクBにプラスミノーゲン(線溶系における主要タンパクであるプラスミンの前駆物質)との相同性が高い遺伝子で規定されたアポタンパク(a)[Apo(a)]が結合した特殊リポタンパクです[5]。このApo(a)の種類は遺伝子で規定されているため、Lp(a)濃度は遺伝的におおむね定まっています。ところが、例えば腎不全では遺伝的に大きなサイズのApo(a)をもつLp(a)濃度は高くなりやすいので、**高齢者では腎機能が低下することから、Apo(a)の種類によっては加齢に伴いLp(a)濃度が高くなる場合**が推察されます。また、女性ホルモンであるエストロゲンはLp(a)濃度を低下させる作用があることから、**閉経後の女性、すなわち高齢女性ではLp(a)濃度が高くなる傾向**があります。

2. 特に注意が必要な検査値・症状の変化

●突然の脱水症状、けいれん、昏睡 　➡　 高血糖高浸透圧症候群のリスク⬆

●1,000mg/dL≧血清TG値 　➡　 膵炎のリスク⬆

　高齢者の糖尿病診療では、まずは**低血糖**に要注意です。食事療法の過度な徹底や、薬物治療における誤った過量服薬や薬物相互作用などから血糖値が想定以上に低くなり、意識障害をきたすことがあります。また高齢者では、**空腹時血糖値の割には糖負荷後や食後の血糖値がより高値となる傾向があります**。その結果、**空腹時血糖値の割にHbA1c値が高い**ことがあります。高齢者に限りませんが、一般的に加齢に伴い、がんなどの悪性腫瘍が発症するリスクが高くなります。例えば、インスリンが膵臓から分泌されることから、膵がんの発症は糖尿病の管理状況を突然悪化させることが知られています。

　高齢者の高血糖では、**高血糖高浸透圧症候群（HHS）**に注意が必要です。HHSは高齢者の2型糖尿病に多く、特徴的な前駆症状がありませんが、比較的突然に**脱水症状**、**けいれん**、さらには**昏睡**が見られます。合併症としては脳浮腫、脳梗塞、心不全、腎不全などがあります。HHSと対照的な糖尿病性ケトアシドーシス（DKA）は若年の1型糖尿病に多いです。血清コレステロール濃度などの高値そのものが、急性の病態変化に関与することはありません。ただし、高TG血症で**血清TG値が1,000mg/dL以上の場合は膵炎**を発症することがあるため、要注意です。

3. 行いたいケア・対応

●ジュースやスポーツドリンクの飲みすぎによる高血糖に注意する

●魚介類、甲殻類、小魚類を摂りすぎないように注意する(血清コレステロール値の上昇)

●果物を摂りすぎないように注意する(高TG血症の原因)

　高齢者では栄養不良による低血糖や代謝能力の低下に伴う**食後高血糖**が多いことから、ADL、認知機能の評価、家族など周囲の人々との人間関係やキーパーソンなどの確認がケア・対応に大切です。脱水予防のために適宜**飲水**を促しますが、誤ってジュースやスポーツドリンクなどを過量に摂取することにも要注意です。

　血清コレステロール濃度などについては、管理状況が悪く高値になっている際に**食事内容を確認する**とともに、他の疾患の治療薬の影響、甲状腺機能低下症や胆道系疾患などの発症にも要注意です。食事内容においては、**魚卵類、甲殻類や小魚類はコレステロール成分が多い**ので摂りすぎに注意が必要です。高TG血症では、**糖度の高い果物の摂りすぎが原因になる**ことがあります。**小魚や果物は健康によいと思って摂りすぎてしまうことがある**ため、注意する必要があります。

　また、血清コレステロール濃度などが想定外に低下している場合は、がんなどの悪性疾患の併存も要因になります。

以上のように、高齢者は65歳未満の成人とは異なる糖・脂質代謝の生理的変動から、糖尿病や脂質異常症の病態をとらえ、それらに関連する検査マーカーを評価する必要があります。また、高齢者では生命予後に影響する複数疾患の併存、臓器障害の潜在、臓器予備能の低下、薬物代謝能力の低下、低栄養、フレイル、多剤投与など診療に際し留意すべき点が多いので、検査値の評価には配慮が必要です。

例えば、甲状腺機能低下症などの合併による続発性脂質異常症が増加することに留意すべきです[6]。特に閉経後の女性では甲状腺機能低下症が比較的多く見られます。高齢者では脂質や糖の代謝異常の要因となる他の基礎疾患を有していることが少なくないので、検査値の評価とともに、その背景に何がひそんでいるかについても留意すべきです。

〈引用文献〉
1.日本糖尿病学会編・著：糖尿病治療ガイド2022-2023. 文光堂，東京，2022.
2.日本老年医学会・日本糖尿病学会編・著：高齢者糖尿病治療ガイド2021. 南江堂，東京，2021.
3.吉田博：糖代謝検査・脂質代謝検査（レビュー）. 櫻林郁之介監修，矢冨裕，廣畑俊成，山田俊幸，他編：今日の臨床検査2021-2022. 南江堂，東京，2019：150-181.
4.日本動脈硬化学会編：動脈硬化性疾患予防ガイドライン2022年版. 日本動脈硬化学会，東京，2022：22.
5.吉田博：リポ蛋白(a). Nutrition Care 2020；13(4)：350-355.
6.吉田博：第6章 代謝・栄養疾患 脂質代謝異常 二次性（続発性）脂質異常症. 矢崎義雄編：新臨床内科学 第10版. 医学書院，東京，2020：779-780.

〈参考文献〉
1.日本臨床検査医学会ガイドライン作成委員会編：臨床検査のガイドライン JSLM2021 検査値アプローチ／症候／疾患. 日本臨床検査医学会，東京，2018.
2.Arai H, Yamamoto A, Matsuzawa Y, et al.：Serum lipid survey and its recent trend in the general Japanese population in 2000. J Atheroscler Thromb 2005；12(2)：98-106.
3.日本動脈硬化学会編：動脈硬化性疾患予防のための脂質異常症診療ガイド 2018 年版. 日本動脈硬化学会，東京，2018.
4.Committee for epidemiology and clinical management of atherosclerosis：Japan atherosclerosis society(JAS) guidelines for prevention of atherosclerotic cardiovascular diseases 2017. J Atheroscler Thromb 2018；25(9)：846-984.

コラム
Column リポタンパクの構造

まず基本的なこととして、血清脂質そのものが血液のなかを循環するのは困難ですが、リポタンパクという球状の粒子になって循環できるようになっています。

脂溶性が強いコレステロールエステルとTGは粒子の中心、地球でいえばコアの部分に存在し、脂溶性が強くない遊離コレステロールやリン脂質がそれらを取り巻き、さらに脂質ではないアポリポタンパクが表面に局在しています（図）。

比重および粒子サイズでリポタンパクは大きく5種類に分類されますが、低比重リポタンパク(low-density lipoprotein)が頭文字をとってLDL、高比重リポタンパク(high-density lipoprotein)がHDLです。

（吉田　博）

図 リポタンパクの構造

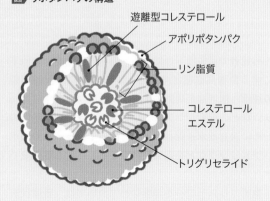

遊離型コレステロール
アポリポタンパク
リン脂質
コレステロールエステル
トリグリセライド

6 身体機能低下の影響を受ける貧血に関する検査値

| 佐藤尚武 |

---

1. 加齢でこの検査値が変化！

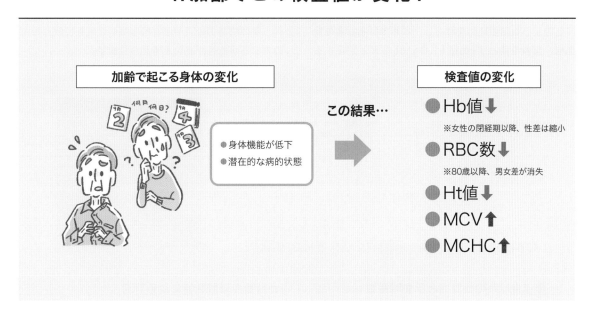

加齢で起こる身体の変化

- 身体機能が低下
- 潜在的な病的状態

この結果…

検査値の変化

- ●Hb値↓
  ※女性の閉経期以降、性差は縮小
- ●RBC数↓
  ※80歳以降、男女差が消失
- ●Ht値↓
- ●MCV↑
- ●MCHC↑

1）貧血の診断・評価に有用な赤血球系血算値

　赤血球系血算値にはさまざまな指標があり、貧血の診断や評価にどれを使えばよいか迷ってしまいます。貧血になるとすべての赤血球血算値が変動するので、すべての指標が貧血の診断・評価に利用可能ですが、その有用性には差があります。

　貧血の診断や評価に際して最も重要な指標はHb値です。これは、世界保健機関（WHO）が、「**貧血とは血液中のヘモグロビン（Hb）濃度が減少している状態**」と定義していることでも明らかです[1]。WHOの基準による貧血の定義を**表1**[1]に示します。

　次に重要なのは**平均赤血球容積（MCV）**で、これは貧血の分類（型別）に利用します。3番目に重要なのは**平均赤血球ヘモグロビン濃度（MCHC）**で、こちらは貧血分類の際、補助的な指標として利用されます。も

表1 WHOによる貧血の定義

年齢・性別	Hb値（g/dL）
●6か月以上、5歳未満	≦11.0
●5歳以上、12歳未満	≦11.5
●12歳以上、15歳未満	≦12.0
●15歳以上の女性（妊婦を除く）	≦12.0
●妊婦	≦11.0
●15歳以上の男性	≦13.0

（文献1より一部改変）

う1つ加えるなら**網赤血球（Ret）**です。これは骨髄における赤血球産生の状況を推定するのに使われます。他の指標はあまり重要ではなく、ほとんど利用されませんが、Hb値測定値の信頼性が低い場合は、ヘマトクリット（Ht）値や赤血球（RBC）数がHb値の代替指標として用いられます（p.98「コラム」参照）。

2) 加齢でHb値、RBC数、Ht値は低下し、MCVやMCHCは上昇する

Hb、RBCおよびHtの値は、加齢とともに低下します。この3項目は明確な性差（男性＞女性）を認めますが、**男性のほうが加齢に伴う低下は著しい傾向**があり、女性の閉経期以降は性差が縮小していきます。RBCに関しては、80歳代以降、男女差はほとんど消失します。

一方、MCVやMCHCは、年齢とともに少しずつ上昇する傾向を認めます。赤血球指数は前述の3項目ほど性差はめだちませんが、強いて言えば、男性のほうが若干高い傾向があります。

3) ADLが低下するとHb値、RBC数、Ht値も低下

このような加齢変動を考慮し、本邦では高齢者の貧血を、**男女を問わずHb値11.0g/dL未満と定義する**ことが多いです[2]。しかし、この加齢に伴う変動が生理的なものか否かは、議論があるところです。日常生活動作（ADL）が井上法[*1]で80％以上の、100歳の高齢者を沖縄で調査した結果では、前述と同様の結果を認めています。ただし、**ADLが低下するにしたがって、Hb値、RBC数、Ht値が低下する傾向**が認められています。また、日本人間ドック学会と健康保険組合連合は、2013年に共同で調査研究を実施し、65歳以上の高齢者における検査値の加齢変動を調べています。人間ドック健診受診者150万人の健診結果データを統計学的に解析した結果、7つの検査項目で加齢変動を認めていますが、このなかに血算値は含まれていませんでした。

したがって、赤血球系血算値の加齢変動は、加齢に伴う身体機能の低下や潜在的な病的状態を反映したものである可能性が高いと考えられます。

---

*1【井上法】ADL評価手法のカッツ法（入浴、更衣、トイレの使用、移動、排尿・排便、食事の6つの動作をそれぞれ「自立」か「介助」に分けて評価）を日本人に適するように改良したもの。

コラム Column　赤血球に関するさまざまな検査値

●赤血球系の血算血と赤血球指数

血球数を計測することを、医療の現場では一般的に「血算」といいますが、これは「血球数算定」の略語です。赤血球系の血算値にはRBC数、Hb値およびHt値の3つの指標があります。

これに加えて、RBC数、Hb値、Ht値から算出されるMCV、MCH、MCHCの3つの赤血球指数があります。赤血球指数は、『Wintrobe's Clinical Hematology』という米国で最も有名な血液学の教科書で初めて提唱されました[1]。本邦では、色素指数や容量指数といった異なる算出法による赤血球指数が用いられたこともあったため、これと区別するため、正式には「Wintrobe赤血球指数」といいます。なお、現在では「Wintrobe赤血球指数」以外の赤血球指数が使われることはないので、単に「赤血球指数」と記しても問題は生じません。

●自動血球計数器による計測

現在、血算値は自動血球計数機によって得られますが、この器機はRBC数、Hb値、Ht値だけでなく、MCV、MCH、MCHCも自動的に結果を出力します。そのため、近年はMCV、MCH、MCHCも赤血球系の血算値に含めるのが一般的です。この他に、赤血球容積粒度分布幅（RDW）という指標も出力しますが、これはあまり利用されません。RDWの算出方法は統一されておらず、自動血球計数装置のメーカー間で差があるのがその一因と考えられます。

造血器である骨髄から末梢血に動員されたばかりの若い赤血球をRetと呼びます。Retの測定はRBCなどに比べるとかなり遅れて自動機械化されましたが、現在では多くの自動血球計数機がRetも出力します。Retは厳密には赤血球系血算値とは別の血算項目ですが、赤血球系血算値を含める場合があります。

（佐藤尚武）

〈引用文献〉
1. Wintrobe MM : Indices of red cell size and hemoglobin concentration. Wintrobe MM : Clinical Hematology 7th ed. Lea & Febiger, Philadelphia, 1974 : 115-120.

2. 特に注意が必要な検査値・症状の変化

●Hb値＜11.0g/dL ➡ 貧血や骨髄異形成症候群※のリスク↑

※原因不明の大球性貧血が長く続く場合

前述したとおり、高齢者で認められる赤血球系血算値の変動、特にHb値の低下は必ずしも生理的なものではないと考えられます。したがって、前述した高齢者の貧血の定義は、加齢に伴う身体機能の低下や潜在する病的状態をどこまで許容するかによって、貧血の判定基準が変わりうるので、高齢者の貧血は診断自体に難しさがあります。

「Hb値11.0g/dL以下」は高齢者の貧血の絶対的な定義とは言えず、**治療を考慮すべき警戒レベルに至ったことを示す目安ととらえるべきでしょう。Hb値が成人の基準より低下している場合は、たとえ11.0g/dL以上であっても、身体機能の低下や病的状態が潜在する可能性を示唆している**と考えられます。

貧血を認めた場合、次に注意すべきは前述したようにMCVであり、さらにMCHCも加味して貧血を評価します。高齢者の貧血の原因はさまざまですが(**図1**)[3]、貧血の分類をすることにより、原因を推定していくこ

とになります。貧血はMCVの大きさにより、「大球性」「正球性」「小球性」に分類します。小球性の場合は、さらにMCHCによって「正色素性」と「低色素性」に分けます(**表2**)[4]。この貧血の分類は、貧血の原因の推定に役立ちます。正球性貧血でもまれに低色素性を呈することがあります。

高齢者の貧血は慢性に進行することが多いため、しばしば**典型的な貧血症状を示さない**ので、Hb値の動きには十分注意する必要があります。

高齢者の貧血は原因不明の場合も多いのですが、原因不明な大球性貧血が長く続く場合は、**骨髄異形成症候群**(MDS、WHO分類第5版では**骨髄異形性腫瘍**)に注意する必要があります。MDSは高齢者に多い造血器腫瘍の一種で、正球性貧血を示すこともありますが、しばしば大球性貧血を呈します。大球性貧血を示す代表的疾患は巨赤芽球性貧血ですが、**高齢者の場合はMDSのほうが頻度は高い**と考えられます。

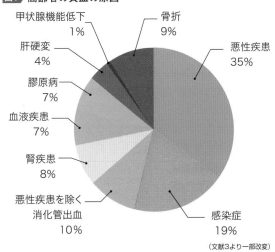

図1 高齢者の貧血の原因

甲状腺機能低下 1%
肝硬変 4%
膠原病 7%
血液疾患 7%
腎疾患 8%
悪性疾患を除く消化管出血 10%
感染症 19%
感染症 19%
悪性疾患 35%
骨折 9%

(文献3より一部改変)

表2 赤血球指数による貧血の分類

型		MCV	MCHC	原因疾患など
大球性		≧101fL[*2]	—	●巨赤芽球性貧血 ●慢性肝疾患に伴う貧血 ●甲状腺疾患に伴う貧血 ●大酒家 ●骨髄異形成症候群 ●網赤血球の著増を伴う貧血
正球性		81〜100fL	—	●溶血性貧血 ●再生不良性貧血 ●赤芽球癆 ●造血器腫瘍に伴う貧血 ●骨髄がん腫症 ●骨髄異形成症候群 ●腎性貧血 ●不安定ヘモグロビン症
小球性	正色素性	≦80fL	32〜36g/dL	●小球性低色素性貧血をきたす疾患の軽症例
	低色素性		≦31g/dL	●鉄欠乏性貧血 ●鉄芽球性貧血 ●サラセミア ●慢性炎症に伴う貧血 ●無トランスフェリン血症 ●鉛中毒

（正球性の行に吹き出し：まれに低色素性を呈する）

＊フェムトリットル：フェムトは10[−15]倍。

(文献4より一部改変)

3. 行いたいケア・対応

●血管内溶血、二次性貧血、薬剤性貧血、血液悪性疾患を疑う

　急激なHb値の低下は出血や溶血など、危険なイベントの発生を示唆するため、注意が必要です。例えば、数日間で1g/dL以上のHb値低下を認めた場合、その原因を追求し、対処する必要があります。MCHCが上昇する疾患・病態は原則的にありませんが、MCHCが上昇していた場合は血管内溶血を生じている可能性があります。血管内溶血を生じる疾患は重篤なものが多いので、その可能性を考え、原因を探る必要があります。高齢者はすでに種々の疾患を有していることが多いので、貧血を認めた場合は、これらの疾患に起因する二次性貧血を考慮する必要があります。貧血を契機として、その原因となった疾患が見つかることもあります。また、高齢者はさまざまな薬剤を服用していることも多いので、薬剤性貧血の可能性

を考えてみる必要があります。

　高齢者では白血病などの血液悪性疾患の発症頻度も高く、その一所見として貧血を認めることがあります。悪性疾患に限らず、血液疾患が疑われる場合は、血液内科などこれらの疾患を専門に扱う診療科にコンサルトすることが重要です。

〈引用文献〉
1.World Health Organization：Haemoglobin concentrations for the diagnosis of anaemia and assessment of severity.
　https://apps.who.int/iris/handle/10665/85839（2022/10/25アクセス）
2.宮腰重三郎：1. 貧血・赤血球増加症. 日本老年医学会雑誌 2014；51（6）：510-516.
3.Ohta M：Management of anemia in the elderly. JMAJ 2009；52（4）：219-223.
4.佐藤尚武：赤血球系血算値. 臨床検査 2015；59（2）：159-165.

⑦ 腎機能の低下で変化する検査値

| 渡邊　凱 |

---

1. 加齢でこの検査値が変化!

加齢で起こる身体の変化		検査値の変化

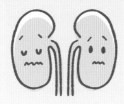

● 腎機能が低下し、ゴミを体外に排出したり、尿が濃縮・希釈されにくくなる

この結果…

● Cre値⬆
● BUN値⬆
● eGFR⬇

　腎機能とは腎臓のはたらき具合のことですが、腎臓はいったい何をしているところでしょうか。腎臓は、体液の量と組成を調整して、いつでもちょうどよい状態に維持する臓器です。そのために尿をつくっています。尿の元となるのは血液です。

　腎臓には大量の血液が流れ、腎臓の中に100万個もある糸球体という場所を通ります。糸球体にはコーヒーフィルターのようなものがあり、血液がこのフィルターを通って、尿の元になります。これは原尿と呼ばれ、1日に140Lも生成されます。私たちの身体にある水分量は体重が50kgの人でせいぜい30L程度です。140Lも尿が出てしまっては、身体の水分はなくなってしまいます。

　原尿は尿細管という細い管を通っていきますが、なんとここで99%の水が身体の中にもう一度吸収されていきます。そうして、残り1%の1.4Lまで濃くなった尿ができあがり、身体の外へ排出されます。また、尿を濃くする過程で、身体に必要なものはなるべく再吸収し、身体に不必要となった老廃物(以下、わ

かりやすくゴミとします)はなるべく排出するよう調整し、身体の中のバランスを保っています(p.102「コラム①」参照)。

　これはどの臓器でもある程度はいえることですが、特に腎臓は使いつぶす臓器です。すなわち、**年が経つにつれて元気な糸球体や尿細管は減っていきます**。最初は、減っていった糸球体や尿細管の分まで残った元気な糸球体や尿細管が代わりにがんばって腎臓のはたらきを保とうとします。ですが、そうやってがんばりすぎた糸球体や尿細管も次第にはたらくことができなくなり、使いつぶされて数が減っていきます。この繰り返しが起こり、腎機能が下がってくるのです。

　腎機能が下がると、以下のようなさまざまなことが起こってきます。

1)ゴミや薬剤を体外に排出できない

　1つ目は、**ゴミを体外に排出しきることができず、血液中にゴミがたまってくる**ことです。

　クレアチニン(Cre)、尿素窒素(BUN)が血液の中

にたまってくると、血液検査での数値は上昇します。Cre値が上昇すると、推算糸球体濾過量（eGFR）（p.103「コラム②」参照）の値は低下してきます。

図1[1]に示すように、**35歳を過ぎたあたりから高齢になるにつれてeGFRは徐々に低下すると言われています**。図1[1]では、35〜39歳の平均eGFRは85〜90mL/分/1.73m^{2}程度ありますが、70〜74歳だと65〜70mL/分/1.73m^{2}程度と加齢によって下がっているのがわかります。これは、35歳で65mL/分/1.73m^{2}であれば低いと考えますが、70歳で同じ値な

ら年齢相応で、特に問題なしということです。このように、eGFRは年齢を考慮して考える必要があります。

ゴミを体外に排出できないことでもう1つ大きな問題となるのは、薬です。薬は肝臓か腎臓を通って身体の外に排出されますが、腎臓から排出できなくなってくると、薬も身体の中にたまっていきます。すると、**薬が効きすぎたり、副作用が出やすくなってしまいます**。

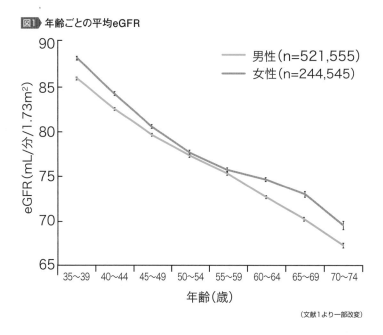

図1 年齢ごとの平均eGFR

男性（n=521,555）
女性（n=244,545）

縦軸：eGFR（mL/分/1.73m^2）
横軸：年齢（歳）
35〜39　40〜44　45〜49　50〜54　55〜59　60〜64　65〜69　70〜74

（文献1より一部改変）

コラム①
Column

腎臓により体外に排出されるゴミ：クレアチニン（Cre）と尿素窒素（BUN）

腎臓により体外に排出されるゴミのなかで、血液検査でもよく見られているものがあります。それはCreとBUNです。

Creとは、筋肉にエネルギーを運ぶクレアチンという物質が使われたあと、ゴミになったものです。Creは腎臓のフィルターを通過して、ほとんどが吸収されず尿に排出されます。

BUNは尿素の中の窒素（N）の量を測定しています。タンパク質を構成するアミノ酸がアンモニアになり、肝臓に運ばれます。肝臓でアンモニアは尿素

につくり変えられ、尿の中に排出されます。

腎臓の機能が悪くなるとゴミがたまって、CreとBUNの値は高くなってきます。しかし、この2つは腎臓の機能だけで値が高くなるわけではありません。Cre値は筋肉の量で変わるので、マッチョな男性ではCr値は高いですが、ガリガリの男性ではCre値は低くなります。激しい筋力トレーニングの後も高くなるでしょう。BUNはタンパク質を多くとったり、大きな手術の後に腸の出血や脱水があると上昇します。

（渡邊　凱）

2) 腎臓の「濃縮力」「希釈力」が低下する

2つ目は、尿を濃くしたり薄くしたりすることができなくなってきます。

前述したように、人は原尿から必要なものを再吸収して濃い尿をつくって排出しています。濃い尿にすることで身体の水分を保っています。この際、身体の水分量に合わせて尿を調整します。身体に水分が少ない状態では、水をなるべく身体にとどめようと身体の外に出す尿の量を減らします。しかし、その他の大事なもの（アミノ酸やブドウ糖、身体に必要な電解質など）やゴミはいつもどおりの量を体外に捨てたいので、大事なものやゴミの量は同じでも、水の量が少ない、濃い尿がつくられます。対して、身体に水分があり余っている状態では、水を身体の外にたくさん出すために尿の量を増やします。すると、先ほどの反対で、水の量が多い、薄い尿がつくられます。

この調整する能力のことをそれぞれ**「濃縮力」「希釈力」**と呼びますが、**これらが加齢で低下してきます。**そうすると、身体の水分のコントロールがうまくいかなくなり、**熱中症**などにつながってしまいます。

まとめると、高齢になると**腎機能は下がっていき**、血液検査では**Cre値、BUN値は上昇し、eGFRは下がっていきます。**また、一部分の薬は効きすぎてしまい、副作用が出やすくなる一方で、水分の調節がうまくいかなくなり、**浮腫**や**脱水**をきたしやすくなります。

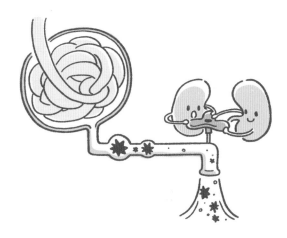

コラム②
Column　GFRとeGFR

「コラム①」で挙げたような身体のゴミの量は、さまざまな原因で上下するため、この2つを見るだけでは腎臓が悪いのか、それとも他の理由なのかよくわかりません。

前述したように、腎臓は大量の血液から100分の1まで濃縮した尿をつくり、なおかつゴミを身体の外に出す仕事をしています。**どれだけ身体の外に効率よくゴミを捨てられているかを「クリアランス」と呼びます。**身体をクリアにする力ですね。血液から尿にゴミをどれほど排出しているか、また尿の量からクリアランスを計算することができます。Creのように身体に吸収されない物質だと、どれくらいの量が糸球体のフィルターを通っているかを正確に計算することができます。また、時間あたりにフィルターを通過する原尿の量のことを**糸球体濾過率（GFR）**といいます。

では、毎回腎機能を確認するために血液と尿を採取して、尿量まで測定しなければいけないのでしょうか。入院していないと、とても厳しいですね。

採血の値だけでGFRを推定した計算結果を**eGFR**と呼びます。eGFRを用いれば、年齢や性別に加えて、例えばCre値から簡単に腎機能の推定値を計算することができるのです。人種によって計算式はやや異なり、多少補正もされていますが、大きな違いはありません。ただし、厳密にいえばGFRとeGFRは意味が少し違います。GFRは「時間あたりにフィルターを通過する原尿の量」のことであり、単位はmL/分です。一方、Cre値から求めたeGFRは「そのCre値になるようなGFRの推定値」であり、単位はmL/分/1.73m²です。

同じCre値になるには体格が大きいほど原尿の処理量、すなわちGFRが大きくなければなりません。そのためeGFRは、「体格を示す体表面積が1.73m²だったらこのくらいのGFRに相当する」という仮定の値で示されるのです。

（渡邊 凱）

2. 特に注意が必要な検査値・症状の変化

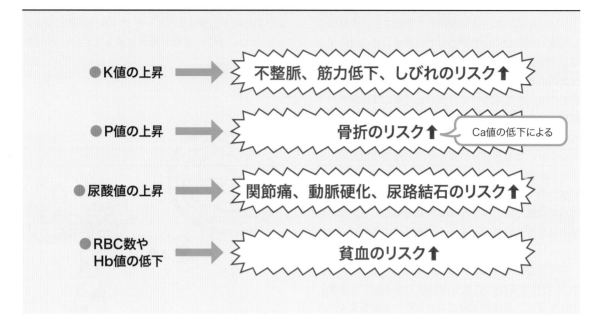

- ●K値の上昇 → 不整脈、筋力低下、しびれのリスク↑
- ●P値の上昇 → 骨折のリスク↑　Ca値の低下による
- ●尿酸値の上昇 → 関節痛、動脈硬化、尿路結石のリスク↑
- ●RBC数やHb値の低下 → 貧血のリスク↑

今まで説明した検査値以外にも血液の中の**カリウム(K)**や**リン(P)**、尿酸にも注意が必要です。大きく腎機能が低下している状態では、これらが上昇してくることがあります。

Kが上昇してくると、心臓に影響が出て**不整脈**が出現したり、**筋力低下**や**しびれ**が出現したりします。薬の副作用などでも上昇することがあり、腎機能が低下している状態では急激に上昇してしまうことがあります。特に不整脈が危険で、状態によっては**心静止**にもなりうるので注意が必要です。

P値が高くなるとPの排泄を抑える線維芽細胞増殖因子23(FGF23)というホルモンの分泌が促進されます。FGF23はそれだけではなく、身体にカルシウム(Ca)とPを取り込む力をもつビタミンDをつくるのを抑制します。そのため、P値が高いとCaは減ってしまい、結果的に骨がもろくなって骨折しやすくなってしまいます。また、血管の石灰化が進みやすくなり、**血管は硬く、細くなってしまいます**。このような血管が全身に現れてくると脳卒中や**心筋梗塞**をきたしやすくなります。

尿酸が上昇すると、尿酸が身体の中で結晶になって、**関節が痛く**なったり、**動脈硬化**が進んだり、**尿路結石**をつくったりします。

反対に低下してくるものもあります。それは**赤血球(RBC)数**や**Hb値**です。腎臓は赤血球を増やすホルモ

ンをつくっているので、腎機能が低下すると、RBC数やHb値が減少し、**貧血**をきたします。

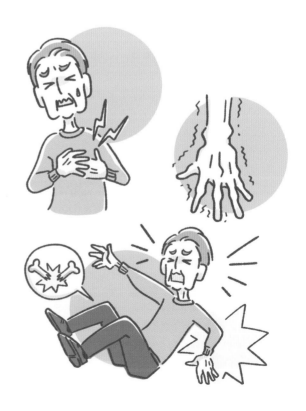

3. 行いたいケア・対応

●果物や野菜は、茹でたり、水に浸したりするよう患者に指導する

●プリン体の多い食品や、過度の飲酒を控えてもらう

1)患者さんに合った食事を管理栄養士に相談するなどして、KやP、尿酸が増えないようにする

まず行いたいケアは、**食事の調整**です。

Kは果物や野菜などにたくさん含まれています。Pは肉や魚、パンや麺などに多く含まれています。そのまま食べずに、**茹でたり水に浸したりすることで、KやPを減らすことができる**ため、下処理をすることで摂取量を減らすことができます。一方で、野菜や果物には身体に必要不可欠なビタミン類やタンパク質がたくさん含まれています。KやPしか考えていない偏った食事は、むしろ身体に悪影響をきたしたり、おいしくなくて患者さんも続けられないでしょう。また、腎機能が低いからといって、すべての人にKやPなどの制限をすることはよくありません。KやPも上昇していない人に厳しい食事療法をすれば、かえって不足になってしまいます。

最も大事なことは、**それぞれの人に合ったバランスのとれた食事を検査値から考える**ことです。管理栄養士がいる施設では、食事指導を依頼するのもよいでしょう。

尿酸は、プリン体を食べると身体のなかでつくられます。また、レバーや魚卵など、肉や魚の内臓類に多く含まれます。アルコールには尿酸値を上昇させる作用があります。尿酸値の高い方は、**プリン体の多い食事や、過度の飲酒を控える**ことが必要です。

2)貧血時は、消化管出血などの可能性も考慮

貧血は腎臓以外のさまざまな要因で起こります。貧血が進んでいる場合には、腎臓以外の原因、例えば消化管出血(血便の有無)や鉄不足なども考える必要があります。

どの検査値異常にも言えることですが、明らかに異常な値に対しては、薬剤による迅速な対応が必要な場合があるので、発見したら主治医にすみやかに連絡し

ましょう。腎機能は意外と尿だけではなく、全身にかかわってきます。ぜひ今後は、機能もチェックしていただいて、日常の看護の参考にしていただければ幸いです。

〈引用文献〉
1.Takahashi T, Baba T, Ogawa T, et al. : Age-specific distribution of estimated glomerular filtration rate using Japanese health checkup data. *HEP* 2016；43(4)：518-524.

〈参考文献〉
1.安田隆, 平和伸仁, 小山雄太編：臨床腎臓内科学. 南山堂, 東京, 2013.
2.腎と透析編集委員会編：腎と透析2018年84巻増刊号 ベッドサイド検査辞典. 東京医学社, 東京, 2018.
3.日本腎臓学会編：エビデンスに基づくCKD診療ガイドライン2018. 東京医学社, 東京, 2018.

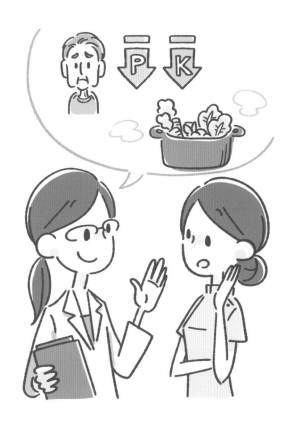

本書に登場する主な略語

略語	正式単語	意味
1,5AG	1,5-Anhydro-D-glucitol	1, 5-アンヒドロ-D-グルシトール
A/G	albumin/globulin	アルブミン、グロブリン比
ACE	angiotensin converting enzyme	アンジオテンシン変換酵素
ADL	activities of daily living	日常生活動作
AFP	α-fetoprotein	α-フェトプロテイン
Alb	albumin	アルブミン
ALP	alkaline phosphatase	アルカリホスファターゼ
ALT	alanine aminotransferase	アラニンアミノ基転移酵素
AMY	amylase	アミラーゼ
ARB	angiotensin II receptor blocker	アンジオテンシンII受容体拮抗薬
ARNI	angiotensin receptor neprilysin inhibitor	アンジオテンシン受容体ネプリライシン阻害薬
AST	aspartate aminotransferase	アスパラギン酸アミノトランスフェラーゼ
BNP	brain natriuretic peptide	脳性ナトリウム利尿ペプチド
BUN	blood urea nitrogen	血清尿素窒素
CEA	carcinoembryonic antigen	がん胎児性抗原
CK	creatine kinase	クレアチンキナーゼ
Cre	creatinine	クレアチニン
CRP	C-reactive protein	C反応性タンパク
DIC	disseminated intravascular coagulation	播種性血管内凝固
DKA	diabetic ketoacidosis	糖尿病性ケトアシドーシス
DLST	drug induced lymphocyte stimulation test	薬剤リンパ球刺激試験
DVT	deep venous thrombosis	深部静脈血栓症
EB	Epstein-Barr (virus)	エプスタイン・バール(ウイルス)
eGFR	estimated glomerular filtration rate	推算糸球体濾過量
EDTA	ethylenediaminetetraacetic acid	エチレンジアミン四酢酸
EDP	EDTA dependent pseudothrombocytopenia	EDTA依存性偽性血小板減少症
FDP	fibrin/fibrinogen degradation product	フィブリン・フィブリノゲン分解産物
FGF23	fibroblast growth factor 23	線維芽細胞増殖因子23
FN	febrile neutropenia	発熱性好中球減少症
FT4	free thyroid 4	遊離サイロキシン
GA	glycoalbumin	グリコアルブミン
GFR	glomerular filtration rate	糸球体濾過量
HA	hepatitis A (virus)	A型肝炎(ウイルス)
Hb	hemoglobin	ヘモグロビン
HBs	hepatitis B (virus) surface	B型肝炎ウイルスの外膜
HCV	hepatitis C virus	C型肝炎ウイルス
HDL-C	high density lipoprotein-cholesterol	HDLコレステロール

略語	正式単語	意味
HHS	hyperglycemic hyperosmolar syndrome	高血糖高浸透圧症候群
Ht	hematocrit	ヘマトクリット
IgM	immunoglobulin M	免疫グロブリンM
JCCLS	Japanese Committee for Clinical Laboratory Standards	日本臨床検査標準協議会
LD(LDH)	lactate dehydrogenase	乳酸脱水素酵素
LDL-C	low density lipoprotein-cholesterol	LDLコレステロール
Lp	lipoprotein	リポタンパク
MCHC	mean corpuscular (cell) hemoglobin concentration	平均赤血球ヘモグロビン濃度
MCV	mean corpuscular (cell) volume	平均赤血球容積
MDS	myelodysplastic syndrome	骨髄異形成症候群
NST	nutrition support team	栄養サポートチーム
NT-proBNP	N-terminal pro brain natriuretic peptide	N末端プロ脳性ナトリウム利尿ペプチド
OGTT	oral glucose tolerance test	経口ブドウ糖負荷試験
PAI-1	plasminogen activator inhibitor-1	プラスミノゲンアクチベーターインヒビター-1
PCT	procalcitonin	プロカルシトニン
PDCAAS	protein digestibility corrected amino acid score	タンパク質消化吸収率補正アミノ酸スコア
PIVKA II	protein induced by vitamin K absence or antagonist- II	プロトロンビン前駆体
POCT	Point of care testing	臨床現場即時検査
PT	prothrombin time	プロトロンビン時間
PTE	pulmonary thromboembolism	肺動脈血栓塞栓症
RBC	red blood cell	赤血球
RDW	red blood cell distribution width	赤血球容積粒度分布幅
Ret	reticulocyte	網赤血球
SGLT2	sodium/glucose cotransporter 2	ナトリウム/グルコース共輸送体2
SF	soluble fibrin	可溶性フィブリン
SIRS	systemic inflammatory response syndrome	全身性炎症反応症候群
TAT	thrombin-antithrombin III complex	トロンビン・アンチトロンビンIII複合体
TC	total cholesterol	総コレステロール
Tf	transferrin	トランスフェリン
TG	triglyceride	トリグリセライド
TP	total protein	総タンパク
TTR	transthyretin	トランスサイレチン
VTE	venous thromboembolism	静脈血栓塞栓症
WBC	white blood cell	白血球
WHO	World Health Organization	世界保健機関
γGT	γ-glutamyl transferase	γグルタミルトランスフェラーゼ

索 引

エキスパートナースコレクション

アセスメントができる検査値の読み方

2023年4月2日　　第1版第1刷発行	編　著　山田　俊幸
2024年7月24日　　第1版第3刷発行	発行者　有賀　洋文
	発行所　株式会社　照林社
	〒112-0002
	東京都文京区小石川2丁目3-23
	電話　03-3815-4921（編集）
	03-5689-7377（営業）
	https://www.shorinsha.co.jp/
	印刷所　共同印刷株式会社

検印省略（定価はカバーに表示してあります）
ISBN978-4-7965-2583-1
©Toshiyuki Yamada/2023/Printed in Japan